Ernst Hribernig

Für die Gesundheit Ihres Geistes

Eine Anleitung fürs Leben

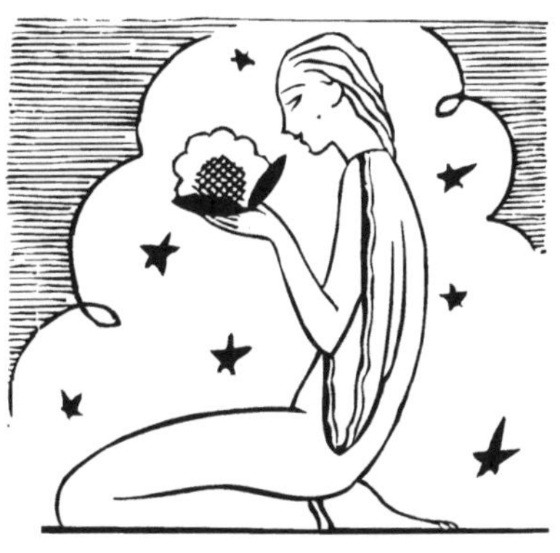

Der Autor

Ernst Hribernig, geboren 1951 in Graz, hat mehrfach den Beruf und den Wohnort gewechselt und lebt heute in Bad Reichenhall.
Neben seiner schriftstellerischen Tätigkeit übt er auch den Beruf des Unternehmensberaters mit dem Schwerpunkt Vermittlung von Werkzeugen für Strategien im Umgang mit Menschen aus.

Kontakt zum Autor können Sie aufnehmen über:
http://www.hribernig.de

Das Bild am Einband stammt von Rudi Göller, geboren 1950 in Pirmasens. Er ist heute in Salzburg als Künstler tätig und gerade wegen seiner gegensätzlichen Meinung über das Leben ein Freund des Autors.

Umschlaggestaltung: Gerald Auernigg
Herstellung: Books on Demand GmbH
Made in Germany
ISBN 3-8311-2263-6

Inhalt

Einleitung

Er hat die Nase voll. Seine Frau versteht er nicht mehr. Alles, was er für seine Frau und für seine beiden Kinder tut, scheint zu wenig zu sein. Dabei versucht er nur sein Bestes zu geben, arbeitet Tag und Nacht, um den Kredit für das Haus bezahlen zu können. Wenn er dann abends müde nach Hause kommt, beginnt seine Frau noch mit ihm zu streiten. Sie macht im Vorwürfe, dass er zu wenig Zeit für die Familie hat, anstatt dankbar zu sein für die Opfer, die er erbringt.

Und erst sein Chef, die stressige Arbeit in der Firma. Wieder hat er keine Gehaltserhöhung bekommen. Dabei arbeitet er mehr als seine Kollegen. Diese Ungerechtigkeit stinkt auch schon bis zum Himmel.

Wir leben heute in einer Welt, in der nur wirtschaftliche Erfolge und das damit verbundene Geld zählen. Wir vergessen dabei aber, dass hinter allen scheinbaren Errungenschaften Menschen mit all ihren Emotionen und ihrer subjektiven Wahrnehmung stehen. Unser Tun und Handeln wird nur dem Anschein nach von logischen und rationalen Überlegungen gesteuert. Wie Sie später noch lesen werden, gibt es kaum rationale Gedanken, die nicht von Emotionen gesteuert werden.

Die Technik hat uns ein angenehmeres Leben verschafft. Aber welchen Preis müssen wir dafür bezahlen. Lebensängste, kann ich morgen noch den Kredit für mein Auto bezahlen? Werde ich meinen Arbeitsplatz nicht verlieren, und entspricht meine Kleidung noch dem Trend der Modeschöpfer? Bin ich für meinen Partner noch gut genug? Werden es meine Kinder schaffen, ein möglichst angenehmes, erfülltes Leben zu führen? Wo führt mich das Leben überhaupt hin? Wie gehe ich mit meiner Einsamkeit um?

Zur Vereinsamung mit beigetragen haben Fernseher und Computer. Wir haben auf die Kommunikation vergessen und verlernt, uns in die Augen zu sehen. Oder glauben Sie, dass ein Mann seine Frau ansieht, wenn er in die Glotze schaut und sagt: „Bring ma no a Bier!"
Der Handyboom könnte ein Beweis sein, dass wir uns nach Kommunikation sehnen. Dabei brauchen wir uns auch nicht in die Augen zu sehen. Wir könnten sonst dabei etwas entdecken, dass uns unangenehm berührt. Unser Gewissen könnte aufgeweckt werden.
Um all die Errungenschaften unseres heutigen Daseins zu besitzen, um von der Gesellschaft nicht ausgegrenzt zu werden, nehmen wir so viel in Kauf, dass stressbedingte Erkrankungen und die fehlende Kontrolle über unsere Emotionen schon zum Alltag gehören. Die Folge sind Drogensucht, Selbstmord und Gewalttätigkeiten schon bei Kindern.
Gerade heute Morgen hörte ich im Radio zwischen Politik und dem Wetter -Sechsjähriger erschoss Sechsjährige nach Streit auf dem Schulhof. Wen wundert´s? Haben wir noch Zeit, unsere Kinder zu erziehen? Ihnen ein Vorbild zu sein, ihre Kreativität zu fördern und ihnen eindeutige Grenzen aufzuzeigen. Wie oft hat bereits der Fernseher oder der Computer die Erziehung übernommen.

- ***Wenn Sie mit Ihrem Leben, Ihren Sorgen und Problemen und Ihrer Mitwelt zufrieden sind, Sie das gerade Gelesene nicht berührt oder zum Nachdenken angeregt hat, brauchen Sie nicht weiterzulesen. Schenken Sie dann dieses Buch einem Menschen, dem Sie Gutes tun möchten.***

Der Ablauf unseres Lebens wird von vielen Einflussfaktoren bestimmt. Einige davon sind von uns nicht zu ändern. Dazu zählen das Land, in dem wir geboren wurden, die Volksgruppe, der wir angehören, unser Elternhaus und unser Geschlecht.

Diese Einflussgrößen stellen manchmal ein Hindernis auf dem Weg zu einem glücklichen und erfolgreichen Leben dar. Sie erschweren sozusagen den Start, sind aber kein Grund dafür, nicht erfolgreich und glücklich zu werden. Sie werden nur dann zum Hindernis, wenn wir ihnen die Schuld und damit die Verantwortung übertragen.

Es scheint aber so zu sein, wenn man die Menschen beobachtet, hinhört, was sie sagen, dass viele der Meinung sind, auch ihre Gefühle, insbesonders ihre Ängste mit allen ihren emotionalen Spielarten, seien nicht veränderbar oder beeinflussbar, seien einfach nur Teil ihres Schicksals. Die gleiche Meinung vertreten sie über ihre Bedürfnisse, die Gedanken, die sie haben, und rechtfertigen damit ihr Handeln und mehr oder weniger auch ihre Erfolglosigkeit.

Mit diesem Buch möchte ich Ihnen zeigen, dass Sie durchaus die Macht besitzen, Ihr Leben zu verändern. Sie müssen nur die Verantwortung für Ihr Tun und Handeln und für Ihr Denken übernehmen. Weiters möchte ich Ihnen Denkansätze und praktische Beispiele vermitteln, wie Sie die unterschiedlichsten Gefühlszustände unter Kontrolle bekommen können.

In diesem Buch wird absichtlich auf wissenschaftliche Ausdrücke und Hinweise verzichtet. Für ein besseres Leben ist es nicht entscheidend zu wissen, wie etwas funktioniert oder wie es heißt. Sie werden nicht glücklicher und zufriedener, wenn Sie die Funktion und die Aufgaben des Mandelkernes und des Thalamus kennen (beide sind Teile unseres Gehirns).

Es ist für mich auch nicht von Bedeutung, ob alles in diesem Buch wissenschaftlich exakt beschrieben ist. Wichtig erscheint mir nur, dass Sie sehen, was Sie in Ihrem Leben verändern können. Das Sie begreifen, vieles kann zum Besseren verändert werden. Sie sollten den Inhalt verstehen und etwas für sich und Ihre Mitmenschen tun.
Erst wenn Sie das Buch zu Ende gelesen haben, werden Sie vielleicht die Zusammenhänge, die unterschiedlichen Einflüsse auf unser Leben begreifen. Sie werden verstehen, warum Menschen so sind, wie sie sind. Sie werden sich möglicherweise auch selbst immer wieder erkennen.

In diesem Buch sind nur meine persönlichen Erfahrungen, Lebensbilder und Glaubensgrundsätze niedergeschrieben. Alle Worte, die Sie von Menschen hören, alles Gedruckte oder Ihnen anders zur Kenntnis Gebrachte entspringt immer der Realität und der Sichtweise des anderen Menschen. Diese Realität hat aber mit Ihrer eigenen Realität möglicherweise sehr wenig zu tun. Lassen Sie sich daher nicht, ohne wirklich zu prüfen, von anderen Menschen beeinflussen. Andere Menschen können nicht wirklich wissen, was für Sie richtig und gut ist.
Dieses Buch ist daher auch nur das Spiegelbild meiner eigenen Lebenserfahrungen. Es ist genau so subjektiv wie alle anderen Bücher auch. Denn hinter jedem Buch steht ein Mensch mit seinen persönlichen subjektiven Wahrnehmungen.

Zuletzt noch ein Lerntipp. Mit dem Lesen alleine ist es nicht getan. Sie müssen Ihre Erkenntnisse auch in die Tat umsetzen. Markieren Sie beim Lesen alle Textstellen, welche für Sie wichtig sind. Wenn Sie mit dem

Buch fertig sind, schreiben Sie die markierten Textstellen ab. Hängen Sie die Blätter an einem Ort auf, wo Sie sich täglich aufhalten, damit Sie ständig an Ihr Vorhaben erinnert werden.

Adam und Eva

Es könnte so gewesen sein, dass Gott sich einen Testgarten baute, bevor er unsere Erde erschuf. In diesem Garten wurden alle Pflanzen und Tiere ausgesetzt, um zu prüfen, ob sie den Sinn ihres Daseins erfüllten. Auch die ausgewogenen Abhängigkeiten voneinander sollten in diesem Garten beobachtet und vervollständigt werden. Die Blumen brauchen die Bienen, so wie die Bienen die Blumen brauchen. Das Gras braucht den Regen, die Antilope braucht das Gras, der Löwe braucht die Antilope. Ohne Regen gibt es kein Gras, ohne Gras keine Löwen. So entstanden die unterschiedlichsten Lebensgemeinschaften.
Der Testgarten war wie eine große Insel, und so weit das Auge reicht, von Wasser umgeben. Dadurch war sichergestellt, dass niemand den Testgarten verlassen konnte. Am Tor des Testgartens war eine Landzunge angebracht, welche die Verbindung zu unserer Erde darstellte und nur von Gott wie eine Hängebrücke hochgezogen, oder heruntergelassen werden konnte.
Entsprach eine Lebensgemeinschaft den Vorstellungen Gottes, wurde sie vom Testgarten auf die Erde entlassen, um den Sinn ihres Daseins zu erfüllen.
Dieser Testgarten bekam später von den Menschen den Namen Paradies. In der Mitte des Paradieses stand das Labor Gottes, wo er alle Pflanzen und Tiere erschaffen hatte, welche er erschaffen wollte. Als Gott mit seinem Werk fertig war und auf die Erde hinuntersah, gefiel ihm, was er zu sehen bekam, aber irgendetwas fehlte ihm noch. Da aber der Abend des sechsten Tages anbrach, wollte er sich keine Gedanken mehr darüber machen. Er räumte noch schnell sein Labor zusammen, denn am siebenten Tag wollte er wie immer ruhen.

Am Nachmittag des siebenten Tages - Gott lag vollständig entspannt in seiner Hängematte - hatte er plötzlich eine Idee. Er wolle aus dem Rest des Materials, das ihm übrig geblieben war, die Krönung seiner Schöpfung machen. Sofort am ersten Tag der Woche, wir nennen diesen Tag heute Montag, begann Gott mit seiner Arbeit. Wie bei allen seinen Werken begann er mit den Eintragungen in seinem Buch der Unendlichkeit. In diesem Buch war alles niedergeschrieben, was mit dem ewigen Leben zu tun hatte und wie es funktioniert. Und so schrieb er in sein Buch der Unendlichkeit, dass er zusätzlich noch ein Lebewesen schaffen wird, welches weder Pflanze noch Tier ist. Das in keiner Lebensgemeinschaft mit anderen integriert ist, wie das Gras und der Löwe. Das Lebewesen, er nannte es Mensch, sollte unabhängig, und in der Lage sein, sich die Erde untertan zu machen. Nachdem Gott die Eintragungen, wir nennen es heute Planung, in seinem Buch abgeschlossen hatte, teilte er den Rest seines Materials in etwa zwei gleich große Teile. Zuerst erschuf er das männliche, das kraftvollere Wesen und gab ihm den Namen Adam.
Gott brachte Adam ins Paradies, um ihn zu beobachten, wie er es mit allen Pflanzen und Tieren getan hatte. Gott sah bald, wie verletzlich Adam war. Adam fehlte die Lebensgemeinschaft, wie es die Bienen und die Blumen haben. Bienen und Blumen brauchen einander, sie leisten gegenseitig ihren Beitrag zur Erhaltung der anderen Art. Vor allem aber machte sich Gott Sorgen, denn Adams Überleben war nicht gesichert. Adam hatte weder die Schnelligkeit der Antilope noch das Gebiss des Löwen, auch nicht die Größe und die Kraft der wirklich großen Tiere. Diese Eigenschaften wollte Gott Adam auch nicht geben, sonst hätte er ein weiteres Tier erschaffen können. Nach einigem Nachdenken in völliger

Entspannung hatte Gott die richtige Idee. Er holte Adam ins Labor zurück, um ihn zu korrigieren. Adam besaß zu diesem Zeitpunkt nur ein Gehirn, wie viele Tiere es bereits besaßen, und Gott wollte es erweitern.
Gott versuchte es mit der Fähigkeit, die es Adam ermöglichte, zusätzliche und im verstärkten Ausmaß Gefühle zu empfinden. Die Angst sollte Adam vor lebensbedrohenden Gefahren warnen. Die Zuversicht sollte ihm den Lebensmut geben. Durch die Freude an dem Schönen der Natur sollte er Glück empfinden. Ein Verlust sollte Adam traurig stimmen und ihn damit seine Verantwortung für die Natur zeigen.
Gott brachte den so veränderten Adam wieder ins Paradies, um ihn zu beobachten. Jetzt war Adam in der Lage Gefahren zu erkennen. Da ihm die Angst ungeheure Kräfte verlieh, konnte er fliehen. Allerdings rannte er mehrmals vor einem Hasen davon. Wenn er unabsichtlich auf eine kleine Blume trat und ihren Stängel knickte, wurde er traurig. Adam freute sich über alles, was er neu entdeckte, und führte ein glückliches Dasein.
Gott gefiel, was er sah, aber er war noch nicht zufrieden mit seiner Schöpfung. Wieder wurde Adam ins Labor gebracht. Gott erweiterte sein Gehirn um die Fähigkeit zu lernen und Pläne zu schmieden. Er gab ihm das, was wir heute Kreativität und logisches Denken nennen.
Jetzt war Adam in der Lage, allen Tieren und Pflanzen einen Namen zu geben. Es machte Adam auch sehr viel Freude, alles was ihm begegnete und bereits einen Namen hatte, beim Namen zu nennen. Dadurch prägte er sich alles besser ein, und sein Wissen vertiefte sich unauslöschlich in seinem Gehirn. Er konnte dann alles auch bei geschlossenen Augen sehen. Die ganzen Eindrücke des Tages wurden in Adams Gehirn als Bilder gespeichert. Adam konnte sie im Bedarfsfall aufrufen, um festzustellen, wie er sich in dieser oder jener Situation er-

folgreich verhalten hatte. Adam wusste jetzt, dass er vor Hasen keine Angst zu haben brauchte, und lief nicht mehr davon.

Die Fähigkeit, die Zukunft zu planen, ermöglichte es Adam, seinen Tagesablauf im Voraus zu gestalten. An den Spuren der Tiere konnte er erkennen, ob sie in der Nähe waren, und ob sie eine Gefahr für ihn darstellten. Adam hatte gelernt Fährten zu lesen.

Als Gott dies sah, war er sehr zufrieden. Er ging in sein Labor, um die Ergänzung von Adam zu erschaffen. Gott erschuf das Weibliche und gab ihr den Namen Eva. Bei dieser Arbeit bemerkte er, dass er zu wenig Material hatte. Er holte sich von Adam ein wenig Material - es soll angeblich eine Rippe gewesen sein - und vermischte es mit dem Material, aus dem gerade Eva entstand. Da es immer noch zu wenig war, entschloss sich Gott, Eva kleiner und zierlicher zu gestalten. Als Gott mit Eva fertig war, blieb daher ein wenig Material übrig, und so bekam Adam seine Rippe zurück. Durch diesen Materialtausch ist in jedem Mann etwas Weibliches und in jeder Frau etwas Männliches vorhanden.

Als Gott mit seiner Arbeit fertig war, Eva hatte das gleiche Gehirn erhalten wie Adam, brachte er sie zu Adam ins Paradies. Gott nahm sich vor, auch für ihn war diese Art von Lebewesen etwas Neues, sie sehr lange zu beobachten und sie auch zu testen. Er hatte sehr viel Erfahrung mit Pflanzen und Tieren, aber noch keine mit Menschen.

Eva lernte sehr schnell und folgte Adam auf Schritt und Tritt. Allerdings musste Gott beobachten, dass Adam an Eva nicht mehr Interesse zeigten als an den Blumen und Tieren im Paradies.

Als sie bei einer Wanderung plötzlich einem Löwen gegenüberstanden und Lebensgefahr bestand, liefen beide von Angst getrieben davon. Adam, der größer und kräf-

tiger war, rannte davon und kümmerte sich nicht um Eva. Als Gott dies sah, beschloss er, noch eine Veränderung im Gehirn der beiden durchzuführen.
Zuerst gab Gott beiden die Liebe zueinander und zu allem, was sie umgab, die alles umfassende Liebe. Dann machte Gott Adam für das Glück von Eva verantwortlich. Er sollte sie umsorgen, sie achten und ihre Bedürfnisse verstehen. Gott trug Eva auf, Adam zu vertrauen, und für das, was er für sie tat, sollte sie ihn schätzen und achten. Deswegen gibt es auch einen kleinen Unterschied im Gehirn von Mann und Frau.
Mit dieser Gehirnerweiterung erhielten die beiden auch die Selbsterkenntnis und wurden sich ihres eigenen Ichs bewusst. Von nun an erkannten sie sich selbst, wenn sie ihr Spiegelbild im Wasser sahen. Und Gott sah, dass es so sehr gut war. Adam stellte sich jetzt schützend vor Eva, wenn sie in Gefahr war. Er würde, wenn es notwendig sein sollte, sein Leben riskieren, um Evas Leben zu retten. Adam holte für Eva die schönsten Früchte von den höchsten Bäumen herunter und freute sich, wenn Eva glücklich war. Eva dankte Adam dadurch, dass sie ihm vollständig vertraute und seine Bemühung sehr zu schätzen wusste.
Adam hatte, noch bevor er Eva kennen lernte, eine Höhle entdeckt und sich dort vorübergehend niedergelassen. Nachdem Gott ihnen die Liebe gegeben hatte, zog auch Eva in dieser Höhle ein. Eva begann die Höhle sofort gemütlich einzurichten. Adam durfte ihr das dazu notwendige Baumaterial bringen. So entstand im Handumdrehen durch das Geschick von Eva ein gemütliches Zuhause.
In diesen Tagen lernten sie auch miteinander zu kommunizieren. Anfangs war es für Eva nicht einfach, die Gefühle von Adam zu begreifen. Adam mochte es nicht, wenn sie ihn fragte, ob er ihr noch Baumaterial zum Ein-

richten der Höhle bringen kann. Sicher konnte Adam Baumaterial bringen, er war ja kräftig genug. Die Fragestellung, kannst du Baumaterial bringen, ließ in Adam den Zweifel aufkommen, Eva hätte kein Vertrauen zu ihm. Adam war dann gekränkt und verschwand, ohne Evas Wunsch zu erfüllen, im Wald des Paradieses. So lernte Eva sehr rasch, ihre Fragen anders zu stellen. Diese lautete dann sinngemäß: „Würdest du mich bei meiner Arbeit unterstützen und dies oder jenes noch holen?" Damit gab sie Adam das Gefühl, dass sie ihm vertraute, und er unterstützte Eva dann auch gerne.

Aber auch Adam hatte viel zu lernen. Wenn Eva sich beklagte, wie schwierig dies und jenes sei, gab Adam ihr immer sofort einen guten Rat, wie sie es besser machen könne. Erst als Eva, es war ihr erster Streit, Adam mit den Worten anschrie: „Du hörst mir gar nicht zu!", begriff Adam. Eva wollte nur, dass Adam ihre Gefühle verstand. Sie wollte keinen Ratschlag hören. Von diesem Tage an nickte Adam nur noch zustimmend und sagte zwischendurch: „Ich verstehe", wenn Eva über ihre Gefühle sprach.

Eva konnte sich aber auch fürchterlich aufregen, wie Adam meinte, über Kleinigkeiten des Tages. Adam bemühte sich dann, Eva auch wirklich zuzuhören und sie zu verstehen. Hatte Eva lange genug gesprochen, ohne dass Adam sie unterbrochen hatte, beruhigte sie sich auch wieder und war sehr glücklich und zufrieden.

Tagsüber streiften beide durch das Paradies auf der Suche nach Nahrung. Dabei erfreuten sie sich an der Schönheit der Natur. Abends saßen sie vor ihrer Höhle und unterhielten sich.

Aber es gab auch Tage, da ging Adam ohne viel zu sagen alleine seiner Wege. Er nahm meistens sein Fischzeug und ging hinunter zum großen Fluss. Oft kam er bald zurück, manchmal aber dauerte es Tage, bis er wie-

der zu Eva zurückkehrte. Anfangs war Eva verunsichert über das für sie sonderbare Verhalten von Adam. Bald aber begriff sie, Adam brauchte dieses Alleinsein, um seine Probleme zu lösen. Im Gegensatz zu Eva wollte Adam nämlich nicht darüber sprechen, was ihn bedrückte.
Eva lernte sehr schnell diese Zeit für sich zu nützen. Sie kümmerte sich dann nur um sich selbst und bereitete sich auf das Wiedersehen mit Adam vor. Sie hatte sehr schnell gemerkt, dass Adam nach so einem Ausflug besonders liebevoll zu ihr war.
Gott sah dies alles, und er war sehr zufrieden und ein bisschen stolz auf sich selbst. Vor allem gefiel ihm die Lernfähigkeit von Adam und Eva, wie sie es schafften, sich aneinander anzupassen. Gott war überzeugt, sie würden ihren Weg machen, und er beschloss, die letzte Prüfung durchzuführen, bevor er Adam und Eva auf die Erde entlassen wollte.
Gott setzte in einen Baum mit wunderschönen Äpfeln eine große Schlange. Dann flüsterte er Eva ins Ohr, sie möge Adam um einen Apfel von diesem Baum bitten. Eva hatte zwar Angst um Adams Leben, als sie die Schlange sah, aber sie vertraute Adam und sie gehorchte Gott. Adam erfüllte Eva den Wunsch und holte ihr einen Apfel von diesem Baum. Adam sah dabei auch die Schlange, aber sein Wunsch, Eva einen Gefallen zu tun, war stärker als die Angst vor der Schlange. Er hatte in der Zwischenzeit auch gelernt, dass man zu Schlangen nur einen größeren Abstand halten musste.
Nachdem Adam und Eva auch diese Prüfung bestanden hatten, geleitete Gott sie zum Tor des Paradieses, senkte zum letzten Mal die Hängebrücke und entließ sie auf die Erde.
Pessimisten behaupten heute, Adam und Eva seien aus dem Paradies vertrieben worden.

Optimisten behaupten, sie seien aus dem Paradies ins wahre Leben entlassen worden.
Als Gott zufrieden feststellte, dass er sein Werk vollbracht hatte, holte er noch sein Buch der Unendlichkeit, das Buch, in dem alles über das Leben niedergeschrieben war. Er stellte sich ans Tor zum Paradies und schickte sein Buch in den unendlichen Kosmos. Das Buch verwandelte sich in ein nie endendes und alles umfassendes Energiefeld. Dieses Energiefeld umschließt und verbindet seither alle Pflanzen, Tiere und die Menschen. Sie wurden damit alle Teil einer einzigen großen Lebensgemeinschaft.
Das Paradies verwandelte sich zu einem weiteren Kontinent unserer Erde.
Wenn jemand es wirklich will, kann er seine Gedanken, die auch Energie sind, losschicken, und im Buch Gottes, im Buch des Lebens also, lesen. Seine Gedanken werden zurückkommen, und er wird ein Stück mehr vom Leben und der Unendlichkeit verstehen. Er wird auch die unendliche Energie zu spüren bekommen und kann die Möglichkeit nutzen, seine eigene Energie aufzufüllen.

Ich nehme die Schuld auf mich

Seit Adam und Eva aus dem Paradies ins Leben entlassen worden sind, ist sehr viel Zeit vergangen. Oder waren es nur einige Augenblicke in der Unendlichkeit? Könnte es sein, dass es die Zeit gar nicht gibt? Ist die Zeit nur eine Orientierungshilfe, die wir Menschen uns geschaffen haben?
Was immer diese Zeit auch ist, welchen Sinn sie hat, soll hier nicht erläutert werden, denn einen Zweck erfüllt sie sicher. Wir missbrauchen heute diese Zeit, um eine Menge Schuld auf sie abzuwälzen.

- *Ich habe einfach keine Zeit, mich auch noch darum zu kümmern.*
- *Wenn meine Zeit nicht so knapp wäre, würde ich dir deinen Wunsch ja gerne erfüllen.*
- *Wir haben oft nicht mehr die Zeit, uns um uns selbst zu kümmern!*

Irgendwann zwischen dem Paradies und der Gegenwart haben wir Menschen angefangen mit der Schuldzuweisung. Wir haben begonnen und praktizieren es heute perfekt, für alles Unangenehme, das uns im Leben unterkommt, einen Schuldigen zu finden.

- *Schuld sind immer die anderen, und wenn es die nicht sind, dann sind es die Umstände oder auch nur die fehlende Zeit.*

Es spielt für uns meist keine Rolle, wer oder was an einer bestimmten Situation schuld ist. Wir verfügen über eine Anzahl von Möglichkeiten und verteilen unsere Schuldzuweisungen entsprechend unserer jeweiligen

Emotionen. Wir handeln nicht nach rationalen Überlegungen, sondern nur nach unserem jeweiligen Gefühl. Es spielt daher keine Rolle welchen Namen Sie Gott geben, der die Welt erschaffen hat, oder was immer Sie auch glauben, wie unsere Erde und wir Menschen entstanden sind. Es reicht, wenn Sie einen Gott haben und diesem gelegentlich, auch wenn Sie es nur indirekt tun, die Schuld zuweisen können. Schließlich lässt er es ja zu, dass Kriege geführt werden, Menschen verhungern und sich Naturkatastrophen ereignen.

- *Gott erhalte Ihnen Ihre Gesundheit.*

Dies war der Abschlusssatz eines Redners bei einer Veranstaltung, bei der achtzig Personen wegen ihrer Verdienste geehrt wurden. Zuerst habe ich mich gefragt, was Gott mit meiner Gesundheit zu tun tat. Die nächste Überlegung war, ob Gott schuld ist, wenn ich mir aus Leichtsinnigkeit eine Erkältung zuziehe. Schließlich sollte er ja dem Wunsch des Redners entsprechend meine Gesundheit erhalten.

- *Ist Gott schuld, wenn ich krank bin?*

Es spielt auch keine Rolle, ob es Adam und Eva gegeben hat, wir begegnen ihnen täglich. Sie sind für uns besonders wichtig, denn wir können ihnen die Schuld für unser Unglück, unseren Misserfolg und unser Versagen in die Schuhe schieben.

- *Mein Arbeitgeber ist schuld, dass ich so wenig Geld verdiene.*
- *Unsere Kunden stressen durch ihre ständigen idiotischen Anrufe.*

- *Mein Partner ist schuld, dass ich seit Tagen schlaflose Nächte habe.*

Wie oft hören Sie Schuldzuweisungen in unterschiedlichster Form. Wie oft sagt Ihnen jemand, dass eben dieses oder jenes schuld und damit verantwortlich ist für den Zustand, in dem er sich gerade befindet.
Die allgemeinen Umstände, dieses Unangreifbare, das man nicht sieht und das sich auch nicht verteidigt, ist ebenfalls ein begehrtes Objekt unserer Schuldzuweisungen. Manchmal haben diese Umstände sogar einen Namen.

- *Das **Schicksal** will es halt so mit mir, ich kann nichts dagegen tun!*
- *Der **Zufall** wollte es so. Was kann man dagegen schon unternehmen?*

Schicksal, Zufall und Gott zählen zu den beliebten Opfern, die wir für unsere Schuldzuweisungen verwenden. Sie haben auch einiges gemeinsam. Sie diskutieren nicht mit uns wegen unserer Schuldzuweisungen. Sie lehnen nicht die Verantwortung ab und tun auch sonst nichts, um unsere Meinung zu verändern. Sie verteidigen sich im Gegensatz zu manchen Menschen nicht und belassen es so, wie wir es für richtig halten.
Dann gibt es da auch noch diese anonymen Umstände, die von uns keinen Namen bekommen. Die wir auch nicht näher definieren wollen, weil sie sich vielleicht sonst in nichts auflösen könnten. Diese Umstände sind auch sehr oft verantwortlich dafür, wie es uns geht. Oder hat noch nie jemand zu Ihnen gesagt, es gehe ihm den Umständen entsprechend gut.

- *Die **Umstände** bestimmen, wie es uns geht, wie wir uns fühlen!*

Diese Umstände haben diese Macht nur, weil wir ihnen die Verantwortung über unser Leben überlassen haben. Wenn Sie genau hinhören, was Menschen sagen, werden Sie feststellen, es gibt für alles, was sie bedrückt, auch einen Schuldigen, nur sie selbst sind es fast nie.
Wir treffen mit unseren Schuldzuweisungen häufig auch Menschen, die uns nahe stehen, oder zumindest solche, mit denen wir ständig zu tun haben. Indirekte Schuldzuweisungen spielen hier eine besonders große Rolle. Wir wollen es dem anderen ja nicht so direkt ins Gesicht sagen. Viele Menschen sind daher perfekt geworden im Versenden von versteckten Botschaften.

- *Liebling, du arbeitest zu viel!*

Dieser einfache Satz kann neben der Aussage, dass mein Liebling zu viel arbeitet, aber auch bedeuten, dass ich mich vernachlässigt fühle. Schuld daran ist, wenn er seine Arbeitswut nicht einstellt, natürlich mein Liebling. Er ist also schuld, wenn ich mich vernachlässigt fühle.
Wir hoffen, dass diese Menschen auf Grund einer Schuldzuweisung für uns etwas tun. Wir erwarten dann häufig, dass sie sich in unserem Sinne ändern, unsere Wünsche erfüllen oder sich unserem Tun anschließen. Dass wir damit selten etwas erreichen, diese Menschen oft damit aber verärgern oder gar verletzen, merken wir nicht.

- *Menschen, die uns nahe stehen, Schuld zuzuweisen birgt die Gefahr in sich, dass wir diese Menschen verletzen.*

Wir suchen uns daher auch gerne ein Opfer aus, welches sich nicht verteidigt, nicht böse auf uns wird. Opfer also, die nicht für uns unverständlicherweise verletzt oder verärgert reagieren.

- *Wenn das Nikotin schuld daran ist, das Sie nicht zum Rauchen aufhören und damit weiterhin Ihre Gesundheit aufs Spiel setzen, Ihr Geld sinnlos in Form von in Papier gerollten getrockneten Blättern verbrennen, werden Sie auch nicht aufhören zu rauchen.*

Oder wie glauben Sie soll es funktionieren. Was kann das Nikotin tun, damit Sie zum Rauchen aufhören, wenn es die Verantwortung für Ihre Gesundheit trägt. Auf was warten Sie? Nur wenn Sie die Verantwortung für Ihr Tun übernehmen, nein sagen, wenn Sie zur nächsten Zigarette greifen wollen, werden Sie zum Nichtraucher. Und das gilt nicht nur für die Nikotinsucht, sondern für alle Süchte, schlechten Angewohnheiten und was die Welt sonst noch an Negativem zu bieten hat. Machen Sie nachstehenden Satz zu einem Ihrer Glaubensgrundsätze.

- *Ich nehme alle Verantwortung für mein Handeln, mein Tun oder Nichttun auf mich, denn ich alleine will die Macht über mein Leben.*

Die Schuld abgeben

Sie können natürlich sagen, alles gut und schön aber ich bin ja wirklich nicht an allem schuld. Sie können die Schuld abgeben an Ihren Partner, Ihren Chef, den Nach-

barn, die Gesellschaft, die Politik oder Ihren Vorfahren. Sie können aber auch sagen, lieber Gott, lieber Allah, lieber Buddha oder an wen Sie sonst glauben, du hast mich in diese missliche Lage gebracht, diese Umstände verursacht, jetzt hol mich auch wieder heraus. Und wenn er es nicht tut, ist er eben schuld an Ihrer misslichen Lage, an ihren Umständen.
Sie haben die Möglichkeit, immer wieder die Schuld von sich zu weisen. Damit geben Sie aber auch die Verantwortung für Ihr Leben ab. Es war nicht der Sinn der Schöpfung, dass wir unsere Verantwortung an irgendjemanden abgeben. Wir sind nicht Teil einer Lebensgemeinschaft wie der Löwe. Der Löwe kann dem fehlenden Regen die Schuld geben, dass er keine Antilope zu fressen hat.
Wir Menschen sind zwar ein Teil des ganzen Universums, aber unabhängig von einzelnen Lebensgemeinschaften. Wir sollten auf Grund unseres Gehirns, unserer Fähigkeit, unsere Gedanken und Gefühle einigermaßen kontrollieren zu können, nicht die Verantwortung, ausgenommen im Kindesalter, für unser Leben abgeben.

- *Wenn Sie Schuld zuweisen, geben Sie auch die Verantwortung für diesen Teil Ihres Lebens ab.*

Wenn Sie keine Verantwortung für eine bestimmte Situation übernehmen, werden Sie diese Situation nie in den Griff bekommen. Diese Situation wird sich nie in Ihrem Sinne ändern. Sie können nur voll von unterschiedlichen Emotionen wie Angst, Wut oder Verzweiflung beobachten, was mit Ihnen geschieht.

- *Sie verlieren automatisch immer mehr die Macht über Ihr Leben.*

Ohne Macht über eine bestimmte Situation, über Ihr eigenes Leben werden immer Dinge geschehen, die nicht in Ihrem Interesse sind. Andere Menschen fragen nicht nach, was gut für Sie ist. Sie wissen es nicht und wollen es nicht wissen, denn es könnte ihren eigenen Interessen und Zielen im Wege stehen.

- *Sie werden mit jeder Schuldzuweisung abhängiger vom Gutdünken und den Launen derer, in dessen Macht Sie sich begeben haben!*

Verantwortlich für sich zu sein bedeutet, sein Leben selbst in die Hand zu nehmen. Die Entscheidungen zu treffen, was mit mir geschieht, was ich möchte, brauche und was ich nicht zulasse, dass es mit mir geschieht. Erst wenn ich sage und es mir bewusst ist, dass ich schuld an einer bestimmten Situation bin, habe ich die Macht, diese Situation auch zu verändern.

- *Es ist völlig falsch darauf zu warten, dass irgendwer oder irgendetwas meine Situation schon in meinem Sinne zu meinen Gunsten verbessern wird.*

Allerdings ist der Weg, die Schuld anderen zuzuweisen, der weitaus einfachere und leichtere.
Es ist wesentlich schwieriger, in einer unangenehmen Situation die Initiative zu ergreifen und die daraus resultierenden Konsequenzen, die Verantwortung für sich selbst zu übernehmen.
Warum wir so gerne die Schuld abgeben, mag viele Ursachen haben. Eine davon könnten die Angst in ihren vielfältigen Ausprägungen sein.
Die Angst vor der Verantwortung, die wir automatisch übernehmen müssen, wenn wir selbst schuld sind. Ein

anderer Grund könnte in der Angst zu finden sein, dass wir unser Gesicht nicht verlieren möchten. Wie dumm haben wir uns doch verhalten, dass uns dieses Ereignis zugestoßen ist, wir haben uns richtig lächerlich gemacht. Sind aber nicht wir, sondern die anderen schuld, stehen wir immer gut da.
Wenn wir selbst schuld, sind erhalten wir auch kein oder weniger Mitgefühl von den anderen, das haben wir schon als Kind zu spüren bekommen. Den Satz: „Weine nicht, du bist doch selber schuld!“, kennen Sie vielleicht.

- *Schuld abzugeben wird immer nur ein Versuch bleiben, denn es hat noch nie jemand wirklich die Schuld eines anderen übernommen.*

Gemeint sind damit nicht nur die Kleinigkeiten des Alltags, sondern vor allem Ereignisse, welche unser Leben nachhaltig beeinflussen.
Solange der Chef schuld ist am nervenaufreibenden Arbeitsplatz, der Partner schuld an der schlechten Beziehung ist, solange wird sich auch nichts entsprechend unserer Wünsche ändern. Sollte aber der Chef oder der Partner etwas verändern, dann ist er für die veränderte Situation ebenfalls schuld. Wir haben nie etwas damit zu tun, sind immer nur Opfer und leiden nur an den damit verbundenen Schmerzen.

- *Menschen verändern Situationen meist erst dann, wenn sie wirklich Schmerzen verursachen!*

Es ist bei vielen Menschen leider eine traurige Realität. Erst durch seelische und/oder körperliche Schmerzen wird Ihnen, und das nicht immer, bewusst, dass Sie eigentlich einer oder mehrerer Situationen ausgesetzt sind, die einen unhaltbaren Zustand darstellen. Ihr Leben alles andere als in glücklicher und zufriedener Harmonie verläuft.

- *Wir Menschen gewöhnen uns sehr schnell an Schmerzen und verändern dann die Situation trotzdem nicht.*

Wir Menschen ändern oft auch dann nichts, wenn es bereits schmerzhaft ist zu bleiben. Wir haben uns an die Schmerzen gewöhnt. Solche Handlungsweisen werden beeinflusst von der Angst vor Veränderungen und vor den daraus resultierenden Konsequenzen. Diese Gefühle der Angst sind dann meist stärker als der Schmerz, den wir schon kennen, an den wir uns gewöhnt haben.
Einen miesen Arbeitsplatz zu verlassen, zu kündigen bedeutet, selbst die Verantwortung für die daraus resultierenden, uns unbekannten Konsequenzen zu übernehmen. Unter Umständen eine Zeit lang arbeitslos zu sein und über kein Einkommen zu verfügen. Vielleicht aber auch nur einen neuen Arbeitsplatz mit geringerem Gehalt zu bekommen. Die Angst vor einer ungewissen Zukunft steckt hinter solchen Gedanken und Befürchtungen. Sie verhindert, dass wir aktiv werden und unsere Situation verändern. Dem Chef, dem Partner oder dem Nikotin die Schuld zu geben ist dann nichts anderes als ein Selbsttäuschung für unsere eigene Handlungsunfähigkeit.

- *Wer nicht verantwortlich ist für eine bestimmte Sache, hat auch keinen Handlungsbedarf und wird daran auch nichts verändern.*

Wer nicht selbst die Verantwortung übernimmt, erspart sich jeden Selbstvorwurf, denn er trifft auch keine falsche Entscheidung. Schuld bleiben dann immer die an-

deren. Er selbst hat ja nie eine falsche Entscheidung getroffen, ist daher auch nie schuld.
Wenn Sie bei dieser Einstellung bleiben, werden andere Menschen auch weiterhin bestimmen, wie es Ihnen im Leben geht. Sie werden abhängig bleiben vom Gutdünken Ihrer Mitwelt.
Es kann aber auch eine geplante, strategische Angelegenheit sein, einem anderen die Schuld zu geben. Wenn jemand anders schuld ist, kann ich nicht zur Verantwortung gezogen werden. Mir bleibt dann die Ausrede, ich würde ja gerne, kann aber nicht, denn ich bin ja nicht schuld an der Situation.

- *Ich würde so gerne, kann aber nicht, denn die anderen hindern mich daran!*

Wenn der Finanzminister schuld ist, warum in der Kassa des Unternehmens so wenig Geld ist, hat der Chef eine gute Ausrede, seinen Mitarbeitern keine Gehaltserhöhung geben zu können. Kein Mitarbeiter wird auf den armen Chef böse sein und ihn weiterhin bedrängen, schließlich kann er ja nichts dafür.
Beispiele, wo jemand einem anderen die Schuld gibt, nur um selbst gut dazustehen, gibt es wie Sand am Meer. Wir nutzen diese Möglichkeit, um dem anderen eine für uns unbeeinflussbare Situation vorzutäuschen, um uns vor einer Verantwortung zu drücken.
Eine weitere Möglichkeit ist die Schuldzuweisung in kollektiver Form. Hier kann eine uns richtig erscheinende Aussage genügen, jemand oder etwas sei an einer bestimmten Sache schuld. Wir schließen uns ohne zu prüfen und ohne nachzudenken der Meinung anderer Menschen nach dem Motto, wenn viele so denken, muss es richtig sein, an.

- *Der Föhn ist schuld am Kopfweh vieler Menschen!*
- *Alle mit der Hautfarbe X oder dem Glauben an Y sind böse Menschen!*

Wir urteilen ohne zu prüfen, und wenn wir Kopfweh haben, ist der Föhn schuld. Das letzte unaufgeklärte Verbrechen wurde garantiert von einem *mit der Hautfarbe X* durchgeführt, die sind es doch immer! Es wird Zeit, dass wir sie aus unserem Land vertreiben!
Kollektive Schuldzuweisung, der Glaube einer Menschenmasse an eine bestimmte Sache sind und waren immer auch die Ausgangsbasis für Kriege, Menschen- und Völkervernichtungen. Daraus kann man ableiten, dass nur der kollektive Glaube vieler Menschen an eine bestimmte Sache die Ursache für derartige Verbrechen ist.
Derartiges Gedankengut, wenn es irgendwo auftaucht, zu verbieten, ist wohl das Dümmste, das man machen kann. Dieses Verbot bewirkt genau das Gegenteil durch den Wert, den man ihm dadurch beimisst.

- *Hüten Sie sich vor Menschen oder vor Menschengruppen, die Ihnen ihr kollektives Gedankengut aufdrängen wollen.*

Nur weil viele ihn für richtig halten, muss kein Gedanke auch richtig sein. Immer dort, wo viele Menschen das gleiche Lied singen, wird es bedenklich. Prüfen Sie sehr sorgfältig, bevor Sie in den Chorgesang mit einstimmen. Es ist keine Auszeichnung und keine Heldentat, mit dem Strom zu schwimmen.

Die Schuld übernehmen

Vielleicht denken Sie jetzt auch, es ist leicht gesagt, nimm die gesamte Schuld aller Unannehmlichkeiten deines Lebens auf dich. Ich bin doch nicht an allem, was mit mir geschehen ist oder noch geschehen wird, schuld. Wie kann ich dann dafür auch die Verantwortung übernehmen. Sie haben mit diesen Gedanken auch völlig Recht. Es gab und wird in Ihrem Leben Situationen geben, für die Sie die Verantwortung und damit die Schuld nicht übernehmen können.
Ich meine damit einerseits Ereignisse aus Ihrer Kindheit bis zum Tag des Erwachsenseins. In der Kindheit hatten Sie nur eine eingeschränkte Entscheidungsmöglichkeit, wie Sie erzogen wurden und was mit Ihnen geschah. Jetzt die Verantwortung von Ereignissen der Vergangenheit auf sich zu nehmen ist nicht nur Zeitverschwendung, sie kann durchaus auch mit einer Gefahr verbunden sein. Schuldgefühle könnten entstehen mit der Konsequenz, dass Sie sich selbst bestrafen.

- *Ich bin schuld, dass ich damals dies oder jenes getan oder nicht getan habe, ich habe es nicht verdient, dass es mir jetzt besser geht.*

Es werden andererseits auch in Ihrer Zukunft immer wieder Ereignisse eintreten, die Sie nicht beeinflussen können. Dann die Schuld für das Ereignis zu übernehmen wäre sinnlos und würde Sie nur unnötig belasten. Die Schuld an den Verursacher abzuwälzen ist aber reine Energieverschwendung, denn er wird und kann auch nichts für Sie tun.

- *Wir sind nicht schuld an Ereignissen, die wir nicht beeinflussen konnten!*

Wenn Sie wegen einer Betriebsauflösung Ihren Arbeitsplatz verlieren, weil Ihr Arbeitgeber keinen Nachfolger gefunden hat und endlich ihn Pension gehen möchte, sind nicht Sie schuld an diesem Ereignis. Ihrem Arbeitgeber die Schuld zuzuweisen wäre ebenfalls völlig sinnlos.

Wenn Sie diese Situation als neue Herausforderung betrachten, alles tun, um einen neuen, vielleicht sogar besseren Arbeitsplatz zu finden, werden Ihre Bemühungen auch bald Früchte tragen. Niemand käme dann auf die Idee irgendjemand eine Schuld zuzuweisen. Vielleicht sind Sie später sogar einmal dankbar für dieses Ereignis.

Wenn Sie dagegen zu klagen beginnen, sich nicht verändern wollen, es als lästig und unangenehm empfinden, werden Sie auch keine neue Arbeit bekommen. Schuld an Ihrer Situation ist dann aber nicht Ihr pensionierter Arbeitgeber, sondern nur Sie selbst.

- *Wir sind immer selbst schuld an der Situation, in der wir uns gerade befinden!*

Wir Menschen haben nicht immer Einfluss auf die Ereignisse, die in unser Leben treten. Aber nur wir bestimmen wie wir das jeweilige Ereignis beurteilen, was wir aus diesem Ereignis machen, was wir zulassen und was nicht. Nur wir bestimmen letztlich, in welche Situation ein Ereignis uns bringt. Und dafür tragen nur wir selbst die Verantwortung.

- *Wir sind nicht immer an einem Ereignis schuld, aber immer an der Situation, in der wir auf Grund dieses Ereignisses hineingeraten!*

Lernen Sie zu unterscheiden zwischen Ereignissen und den daraus resultierenden Situationen. Zwischen sinnvoller Verantwortungsübernahme und sinnloser Energieverschwendung. Weisen Sie nie einem Ereignis die Schuld zu. Übernehmen Sie aber die Verantwortung für die Situation, in die Sie das Ereignis gebracht hat.

- *Schuldzuweisungen sind reine Energieverschwendung und verändern nicht die Situation.*

Über uns negativ beeinflussende Situationen zu klagen, Schuld zuzuweisen ist ein Energieaufwand, der sich nicht lohnt. Wenn Sie diese Energie stattdessen nutzen, ab jetzt die Verantwortung für Ihre Zukunft zu übernehmen und über diese nachdenken, sind Sie schon eher am richtigen Weg, Ihre Zukunft besser zu gestalten.
Die Wissenschaft behauptet jedenfalls, dass nur zwanzig Prozent unseres Lebens vorbestimmt sind. Dies bedeutet, dass wir über achtzig Prozent unseres Lebens selbst entscheiden können. Dass unser Leben am Beginn unseres Daseins ein fast unbeschriebenes Blatt ist.
Die nachstehenden Beispiele sollen Ihnen zeigen, wo die Übernahme der Schuld für eine bestimmte Situation auf jeden Fall sinnvoll ist, und welche Alternativen es sonst noch gibt.

S*ie sind mit Ihrem Einkommen, Ihrer Arbeit nicht zufrieden. Schuld daran ist die fehlende Ausbildung. An Ihrer fehlenden Ausbildung schuld sind Ihre Eltern und Lehrer, die Sie nicht zum Lernen angehalten haben. Es können aber auch die Umstände, unter denen Sie aufgewachsen sind, schuld sein.*

Sie haben jetzt drei Alternativen.

- Sie geben den Umständen, in denen Sie aufgewachsen sind, den Lehrern und Eltern die Schuld an Ihrer, aus der heutigen Sicht, zu geringen Schulausbildung. Da diese Situation nicht mehr rückgängig zu machen ist, bleiben Ihnen bei dieser Einstellung nur negative Emotionen. Wut oder Enttäuschung auf Ihre Erzieher und über deren Versagen. Oder sie stürzen sich in Selbstmitleid. Sie werden sich selbst bedauern, wie arm und schuldlos Sie an Ihrer Situation sind. Sie können ja schließlich nichts dafür, dass sie nicht zum Lernen angehalten wurden. Je mehr Sie sich damit beschäftigen, umso mehr werden Sie Selbstmitleid empfinden und mit sich selbst leiden. Wenn Sie sich selbst bemitleiden, wird aber Ihre Chance, dass Sie etwas verändern können, immer geringer. Sie werden keinen Weg finden, Ihre Situation zu verbessern, Resignation und vielleicht sogar Depression sind die Folgen. Auf jeden Fall aber verschwenden Sie Ihre Lebensenergie völlig sinnlos.

- Wenn Sie die Schuld auf sich nehmen, sich selbst Vorwürfe machen, nicht mehr gelernt zu haben, entwickeln Sie ebenfalls negative Emotionen. Sie werden unter Umständen Schuldgefühle gegen sich selbst entwickeln. Dazu könnte noch die Selbstbestrafung als Folge von Schuldgefühlen auftreten. Diese Emotionen schränken aber Ihre Kreativität vollkommen ein. Sie werden jede Möglichkeit, die Ihre Situation verbessern würde, unbewusst ablehnen. Sie werden das Gefühl entwickeln, es gar nicht zu verdienen, dass es Ihnen beruflich und finanziell besser geht. Sie werden sich durch die Verweigerung, eine Chance auf Verbesserung wahrzunehmen selbst, bestrafen, um Ihre Schuld zu sühnen.

- Der einzig richtige Weg ist, die Situation der fehlenden Ausbildung zu erkennen und ganz bewusst zu akzeptieren. Auf Grund dieser oder jener Umstände habe ich nur diese Schulausbildung und keine bessere. Durch dieses möglichst emotionsfreie Akzeptieren wird Ihre Kreativität nicht eingeschränkt. Erst so haben Sie die Möglichkeit eine Lösung zu finden. Sie können sich fragen, was kann ich tun, um meine Situation zu verbessern? Welche Weiterbildungsmöglichkeiten gibt es für mich? Welche beruflichen Ziele gibt es für mich? Was muss ich tun, um diese Ziele zu erreichen? Und wenn Sie es wirklich wollen, werden Sie diese Ziele auch erreichen. Ab diesem Zeitpunkt übernehmen Sie die Verantwortung für Ihre Weiterbildung und für Ihr berufliches Weiterkommen. Ab jetzt sind Sie verantwortlich für Ihr Weiterkommen.

Ihre Partnerschaft, Ihre Ehe läuft nicht so, wie Sie es sich vorstellen. Ihre Bedürfnisse werden nicht berücksichtigt. Sie dagegen tun alles für Ihren Partner, ohne dafür den gebührenden Dank zu erhalten. Häufiger Streit und Auseinandersetzungen sind die Folge. Ihre Beziehung ist aus Ihrer Sicht mit einem Wort gesagt schlecht und für Sie zeitweise fast nicht mehr erträglich.

Sie haben jetzt wiederum drei Alternativen.

- Ihr Partner ist schuld. Die Beziehung scheitert an seiner Uneinsichtigkeit. Er nimmt Ihre gut gemeinten Ratschläge nicht an, und er versteht Sie nicht. Sie warten seit Jahren, dass er sich verändert, dass die Zeiten besser werden. Vielleicht auch darauf, dass die Kinder aus dem Haus sind und Sie mehr Zeit füreinander haben. Sie sind zeitweise Ihren Emotionen vollständig ausgeliefert und schwanken zwischen Hoffnung, Verzweiflung und Enttäuschung hin und her. Manchmal empfinden Sie auch einen, wie Sie meinen, gerechten Zorn auf Ihren Partner. Mit jeder Schuldzuweisung, mit jedem Vorwurf und der meist damit verbundenen Auseinandersetzung setzen Sie sich, im wahrsten Sinne des Wortes, weiter auseinander. Sie schaffen damit nur mehr Distanz zwischen Ihnen und Ihrem Partner. Je mehr Vorwürfe Sie Ihrem Partner machen, ihn vielleicht mit Ihren Wünschen überfordern, umso mehr werden Sie ihn verlieren. Letztlich sind Sie beide enttäuschte Verlierer.

- Sie nehmen die Schuld auf sich und werfen sich damit selbst vor, zu wenig für Ihren Partner zu tun, seiner nicht würdig zu sein. Sie versuchen ständig ihn zu verstehen. Sie meinen vielleicht auch seinen Bedürfnissen nicht gerecht zu werden mit der Konsequenz, dass Ihr Partner deshalb die Ihrigen nicht befriedigt. Sie versuchen vielleicht, ihm Ihre Bedürfnisse mit Nachdruck klarzumachen, ihn zum Glück zu überreden, zu zwingen. Vielleicht glauben Sie auch, nicht mehr Liebe zu verdienen. Sie beginnen die Fehler bei sich selbst zu suchen und werden auch sehr schnell fündig. So wie dies oder jenes an mir ist, kann er mich nicht lieben. Sie beginnen sich selbst oder Teile von sich zu hassen. Aber genau das, was Sie an sich selbst bemängeln, wird sich durch diese negative Einstellung noch verstärken. Mit der Erkenntnis nicht würdig zu sein und den damit verbunden Ängsten, Ihren Partner zu verlieren, distanzieren Sie sich immer mehr von Ihrem Partner. Ihre scheinbaren Mängel verstärken sich und finden ihre Bestätigung in sich selbst. Jeder Versuch Ihres Partners, die Beziehung zu verbessern, wird aus Ihrem Drang, sich selbst zu bestrafen, abgeblockt. Sie verdienen es ja nicht anders, denn sie sind ja schuldig.

- Sie akzeptieren die Situation und fragen sich, was kann ich tun, um meine Beziehung zu verbessern. Welche Möglichkeiten gibt es, was oder wer kann uns helfen? Möglichst frei von Emotion, von Vorwürfen, Vorhaltungen, Unterstellungen und Beleidigungen sich selbst und Ihrem Partner gegenüber, finden Sie am ehesten eine Gesprächsbasis mit Ihrem Partner. Sie können ihm Ihre Vorschläge unterbreiten und ihn motivieren, gemeinsam eine Lösung zu suchen. Nehmen Sie aber auf keinen Fall die Schuld auf sich mit der Begründung, ich verlange, erwarte von meinem Partner zu viel. Sie verlangen nur das, was Sie brauchen, bekommen Sie weniger, auch wenn Sie freiwillig darauf verzichten, werden Sie auf Dauer nicht glücklich. Kann Ihr Partner Ihnen das, was Sie brauchen, nicht geben, ist er nicht in der Lage dazu, bereit dazu, ist er wahrscheinlich der falsche.

Bei diesem Beispiel ist noch zu unterscheiden zwischen der männlichen und weiblichen Sichtweise. Sie erinnern sich noch, dass Eva durch ihr Gespräch mit Adam ihre Probleme löste und die Nähe zu ihm herstellte. Adam hingegen zog sich zum Fischen zurück, um seine Probleme allein zu lösen. Wenn Sie als Frau Ihren Partner motivieren wollen, an Ihrer Beziehung etwas zu verbessern, lassen sie ihn fischen gehen. Geben Sie ihm Zeit und den notwendigen Freiraum, um seine Probleme zu lösen. Wollen Sie hingegen als Mann Ihre Frau motivieren, müssen Sie lernen zuzuhören, ohne Ratschläge zu erteilen.

Ihre finanzielle Situation ist äußerst schlecht. Das Geld reicht nicht um wirklich über die Runden zu kommen. Sie überziehen Ihr Konto jedes Monat mehr und wissen nicht, wohin das noch führt.

- Schuld an dieser Situation ist natürlich Ihr Arbeitgeber, er bezahlt zu wenig. Auch der Staat ist schuld, denn die Steuern sind zu hoch. Der Wohnungsvermieter wegen der zu hohen Miete und die Bank wegen der zu hohen Zinsen. Sie tun natürlich, was Sie können, aber es nützt nichts, denn die Ausbeuter sind Ihnen immer voraus. Alle haben sich gegen Sie verschworen. Ihr Selbstmitleid wird es auch nicht zulassen, dass sich Ihre Situation verbessert. Ihr Arbeitgeber wird Ihnen keine Gehaltserhöhung geben, nur weil sie mit Ihrem Gehalt nicht auskommen. Die Bank wird mangels Sicherheit die Zinsen noch erhöhen.

- Wenn Sie die Situation akzeptieren, mit der Schuldzuweisung anderen gegenüber aufhören und das Selbstbemitleiden einstellen, werden Sie eine Lösung finden. Übernehmen Sie die Verantwortung für Ihre Situation. Verfallen Sie dabei aber nicht in Selbstvorwürfe oder andere negative Emotionen. Übernehmen Sie die Verantwortung für die Zukunft Ihres Lebens, damit Sie die Macht haben es auch zu verändern. Frei von negativen Emotionen wird Ihre Kreativität erwachen. Sie werden Wege finden, Ihre Ausgaben einzuschränken und Ihr Einkommen zu erhöhen. Ihr inneres Bewusstsein wird Ihnen diese Wege zeigen.

Ihre Arbeit bereitet Ihnen ständigen Stress. Sie wissen oft nicht, wo Ihnen der Kopf steht, was Sie zuerst erledigen sollen, wie Sie die gestellten Aufgaben in so kurzer Zeit erledigen können. Gelegentlich hören Sie sich selbst sagen:„Bei diesem Stress muss man ja einen Herzinfarkt bekommen. Ich hoffe, dass ich keinen Herzinfarkt bekomme, oder es wundert mich, dass ich noch keinen Herzinfarkt bekommen habe!"

- Die Schuld an Ihrer Stress-Situation haben natürlich die, von denen Sie zu viel Arbeit bekommen, die Sie ohne Rücksicht auf Machbares mit Arbeit zuschütten. Wie viel Schuld und damit Verantwortung für Ihr Leben Sie auch abgeben, Ihre Arbeit wird dadurch nicht weniger. Der Herzinfarkt wird aber immer sicherer, weil zu viel Stress zu einem Herzinfarkt führen kann, und weil Sie sich durch Ihre Worte darauf hin programmieren. Ihre Aussage: „Ich bekomme noch einen Herzinfarkt!", wird zu einer sich selbst erfüllenden Prophezeiung.

- Hier ist dringend angeraten, die Verantwortung selbst zu übernehmen. Einerseits müssen Sie möglichst rasch lernen, den Stress abzubauen. Ich persönlich mache in solchen Situationen zuerst einmal eine Pause und mache gar nichts. Mit

> klarem Kopf, ohne Hektik ist es weitaus leichter viel Arbeit zu erledigen. Auf jeden Fall verschwende ich keine Zeit und Energie damit, über zu viel Arbeit oder Stress zu klagen. Sie müssen aber auch lernen nein zu sagen oder zu delegieren. Geben Sie Arbeit ab, wenn Sie es auf Grund Ihrer Position können. Sagen Sie ein klares, unmissverständliches NEIN, und Sie werden sehen, dass man Ihre Wünsche respektiert. Nur wenn Sie die volle Verantwortung für sich selbst übernehmen und in scheinbar stressigen Situationen ruhig bleiben, werden spürbare Veränderungen eintreten.

Diese Beispiele sollen Ihnen zeigen, dass Sie nur aus der eigenen Verantwortung heraus Situationen Ihres Lebens verändern können. Wenn Sie Ihr finanzielles Einkommen, Ihren Partnerschaft, Ihren Schuldenstand oder Ihre stressige Arbeit als unveränderliches Ereignis betrachten, wird sich jedenfalls nichts verändern. Auf diese Ereignisse haben Sie keinen Einfluss mehr, denn sie sind Teil Ihrer eigenen Vergangenheit. Die Situation aber, in die ein Ereignis Sie gebracht hat, lässt sich immer verändern. Verändern Sie nur Ihre Gedanken, und die Situation verändert sich von selbst.

Unsere Verantwortung

Wenn Sie bereit sind die Verantwortung für Ihr Leben zu übernehmen und bereit sind die Angst, die damit verbunden ist, zu überwinden, werden Sie eine zusätzliche Erkenntnis gewinnen.

- *Ich bin auch mit schuld an allem, was auf dieser Erde geschieht.*

Denn ich habe die Macht, aufzustehen und dagegen etwas zu unternehmen. Zu schweigen heißt zu dulden und zu dulden heißt akzeptieren. Wer sonst sollte die Macht haben, die Welt zu verändern, als wir. Wir tun es auch täglich. Nur geschieht es im Sinne des allgegenwärtigen Lebens?

- *Wenn Kinder nicht verantwortlich dafür sind, was mit ihnen geschieht, dann sind wohl wir Erwachsenen es!*

Wenn wir zusehen, wie unsere Umwelt zerstört wird, haben unsere Kinder durchaus Recht, wenn sie uns eines Tages die Schuld geben. Nur nützen wird ihnen das auch nichts. Wenn wir unsere Kinder falsch erziehen, haben sie ebenfalls Recht, wenn sie uns eines Tages dafür die Schuld geben. Aber auch das wird ihnen nichts nützen.

- *Es scheint dringend notwendig zu sein, dass möglichst viele Menschen aufhören, die Schuld für das, was mit unserer Erde und der Zukunft unserer Kinder geschieht, auf die anderen abzuschieben!*

Es gibt keine anderen, die verantwortlich sind, wir sind es immer selber. Die Erklärung dafür ist ganz einfach. Für die anderen sind nämlich wir die anderen. Daher verlassen sich alle darauf, dass die anderen endlich etwas tun und schauen zu, wie die anderen unsere Erde im wahrsten Sinne des Wortes ruinieren.

Positives Denken und das Verlassen auf irgendwelche mächtigeren Persönlichkeiten alleine nützt nichts. Denn wenn Sie noch so positiv denken, einen festen Glauben an das Gute in den Menschen haben, niemand, der nicht von einer Sache überzeugt ist, wird etwas dafür tun.
Es wird auch nichts nützen, wenn Sie den anderen die Schuld für gewisse Missstände zuweisen. Oder haben Sie Verständnis für den anderen, der Ihnen eine Schuld zuweist, vor allen dann, wenn Sie aus Ihrer Sicht nichts dafür können? Im Gegenteil, Sie werden eher verletzt oder böse reagieren und weiterhin nach Ihrem persönlichen Vorteil trachten.
Sie werden in diesem Buch noch mehrmals von Schuldzuweisung und auch vom positiven Denken lesen. Machen Sie die Einstellung:

- *Ich alleine bin verantwortlich für mein Leben,*

zu einem ihrer Glaubensgrundsätze. Für sein Leben verantwortlich zu sein bedeutet automatisch auch für seine Mitwelt verantwortlich zu sein. Als Menschen sind wir ein Teil des Ganzen, ein Teil des Universums. So wie wir alles auf dieser Welt beeinflussen können, werden wir von allem beeinflusst.

Sein Bestes geben

Schuld übernehmen heißt nicht, sich selbst Vorwürfe zu machen, sondern für sein eigenes Leben zukünftig die Verantwortung zu übernehmen. Der Gefahr, dass Sie sich selbst Vorwürfe machen, dass Sie Schuldgefühle entwickeln, weil Sie in der Vergangenheit einiges falsch oder nicht ganz optimal gemacht haben, können Sie leicht dadurch begegnen, dass Sie sich bewusst machen, immer Ihr Bestes gegeben zu haben.

- *Menschen geben immer ihr Bestes!*

Wir Menschen geben immer unser Bestes, und das ist abhängig von unserem Reifegrad, unseren Erfahrungen und von den uns in der jeweiligen Situation beeinflussenden Emotionen sowie dem jeweiligen körperlichen Empfinden. Wir können nicht mehr lieben, Verständnis aufbringen, Arbeit bewältigen oder sonst irgendetwas im Augenblick, als wir dazu im Stande sind.
Über dieses Thema habe ich mit sehr vielen Menschen gesprochen, und nur wenige waren auf Anhieb der gleichen Meinung, dass Menschen immer ihr Bestes geben. Ein Freund sagte mir, seine Lehrer waren zum Großteil faul und am schulischen Erfolg ihrer Schüler überhaupt nicht interessiert. Eine Verkäuferin meinte, nicht alle Tage bei der Beratung der Kunden gleich gut zu sein und daher nicht immer ihr Bestes zu geben. Bei einer Prüfung durchzufallen bedeutet für eine Bekannte von mir, beim Lernen nicht das Beste gegeben zu haben. Solche oder ähnliche Beispiele lassen sich beliebig fortsetzen.

- *Niemand erwartet ernsthaft von einem jungen kleinen Baum, dass er viele große Früchte trägt!*

Niemand erwartet ernsthaft von einem großen kranken Baum, dass er viele große Früchte trägt! Wir wissen und akzeptieren, dass ein Baum so viele Früchte trägt, wie die Umstände es zulassen. Zu diesen Umständen gehören nicht nur Alter, Größe und Gesundheit, sondern auch Wasser, Sonne, Dünger, Wind und Wetter. Unterschiedliche Standorte bewirken, dass gleiche Bäume einen un-

terschiedlichen Ernteertrag liefern. Eine Reihe von Einflussgrößen bestimmen also die Anzahl und die Größe der Früchte eines Baumes.
Warum soll nicht auch eine Reihe von Einflussgrößen das Ergebnis unseres jeweiligen menschlichen Tun beeinflussen.
Unsere körperliche Verfassung, die sich innerhalb weniger Augenblicke ändern kann, ist eine dieser Einflussgrößen. Eine weitere entscheidende Einflussgröße ist unsere emotionale Verfassung zum jeweiligen Zeitpunkt. Sie verändert sich noch rascher und sprunghafter als die körperliche.

- *Unsere jeweilige körperliche und emotionale Verfassung ist mit ausschlaggebend für unsere Leistung.*

Natürlich sind wir Menschen in der Lage, eine Sache gut, mittelmäßig oder schlecht zu machen. Aber sogar, wenn wir etwas ganz bewusst schlecht machen wollen, geben wir unser Bestes, denn schlechter, als wir es gemacht haben, hätten wir es nicht machen können.
Es wird aber nur sehr selten der Fall sein, dass jemand bewusst etwas schlecht machen möchte. Oder kennen Sie jemanden, der bewusst schlecht lernt, um durchzufallen. Können Sie sich vorstellen, Kunden schlecht zu beraten, um weniger Verkaufsprovision zu bekommen. Auch ein Einbrecher wird sein Bestes geben und nicht den wertvollen Schmuck oder seine Fingerabdrücke absichtlich zurücklassen. Unser Bestes ist also abhängig von unserer jeweiligen Verfassung.

- *Unser Bestes können wir nur verbessern, wenn wir unsere persönliche Verfassung verbessern.*

Dieses Buch sollte einen Beitrag leisten Ihre persönliche Verfassung im Bereich Ihrer Emotionen zu verbessern. Je mehr Sie lernen Ihre Gefühle zu kontrollieren und auf andere Menschen einzugehen, umso besser wird Ihr Bestes werden.
Unser Bestes kann dem Anschein nach noch beeinflusst werden von gegensätzlichen oder unterschiedlichen Interessen. Wenn wir Dingen, die im Gegensatz zueinander stehen, gleiche Priorität einräumen, wird unsere Energie auch in unterschiedliche Richtungen fließen. Ich hatte einen Lehrer, der in der Schule sicherlich sein Bestes gegeben hat, für uns Schüler aber war es zu wenig. Sein zweites Interesse galt der Gemeindepolitik. Dadurch standen nicht seine ganzen Gedanken, seine Kraft und Energie für seine schulischen Aufgaben zur Verfügung. Wir als Schüler hatten aus unserer Sicht den Eindruck, er gibt nicht sein Bestes. Richtig ist, dass er zwar sein Bestes gegeben hat, abgelenkt durch sein Interesse an der Gemeindepolitik, war er aber nicht der beste Lehrer, der er hätte sein können.

- *Es ist ein großer Unterschied zwischen das Beste zu geben und der Beste zu sein!*

Nur weil wir Menschen in jeder Situation immer unser Bestes geben, wir können gar nicht anders, sind wir noch lange nicht der Beste, der wir sein können.
Wir können unsere wahren Fähigkeiten suchen und uns dann auf diese konzentrieren. Wir tun dann das, was wir am besten können, uns am meisten Freude bereitet und werden so der Beste, der wir sein können.
Neben emotionalen Fähigkeiten ist auch unser persönlicher Reifegrad mit entscheidend, um der Beste zu werden, der wir sein können.

- *Der Reifegrad eines Menschen wird beeinflusst vom Wissen über die wichtigen Dinge des Lebens.*

Von den Erfahrungen, die wir im Laufe unseres Lebens gesammelt haben, von der Offenheit, mit der wir Neuem begegnen und unsere Einstellung zu uns selbst. Der Reifegrad drückt sich letztlich aus in Selbstbewusstsein und Selbstvertrauen und formt so die Persönlichkeit eines Menschen.

- *Machen Sie sich auf, und werden Sie der Beste, der Sie sein können. Sie werden feststellen, dass Ihnen keine Grenzen gesetzt sind.*

Sie wissen sicherlich, dass wir heute in der Lage sind, den Reifegrad und die Reifegeschwindigkeit von Obst zu beeinflussen. Durch Ihre persönliche, geplante Weiterentwicklung können Sie Ihren Reifungsprozess beschleunigen. Dieses Buch hat unter anderem auch den Sinn, Sie zu unterstützen, in Ihrem Sinne besser und reifer zu werden. Jede Erfahrung, die Sie machen, jede Herausforderung, die Sie bewältigen, bringt Sie dem Ziel ein Stück näher.
Dadurch ist aber das Beste von gestern, heute nicht mehr gut genug. Es wäre aber völlig sinnlos, sich heute Vorwürfe darüber zu machen, dass Sie reifer und erfahrener geworden sind.

- *Sie sind nicht schuld an der Vergangenheit, sondern an dem, was ab jetzt mit Ihnen geschieht!*

Dieser Gedanke soll Sie anspornen, ab jetzt so zu sein, so zu handeln, dass Sie sich in der Zukunft keine Schuld mehr zuweisen versuchen. Wenn Sie zu Ihren eigenen

Entscheidungen stehen und die Verantwortung für Ihr Leben übernommen haben, werden die Schuldzuweisungen auch verschwinden. Beginnen Sie heute, denn

- *Heute ist der erste Tag vom Rest Ihres Lebens.*

Wenn Sie bis hierher gelesen haben, wird sich für Sie noch nicht sehr viel verändern. Erst wenn Sie die Entscheidung treffen, und wenn Sie wirklich Ihr Leben verändern wollen, alles tun, was dazu notwendig ist, dann werden Sie langsam Veränderungen feststellen.
Ich kann Ihnen versprechen, wenn Sie nicht aufgeben, werden diese Veränderungen immer häufiger eintreten. Sie werden dann zunehmend ein glücklicheres, erfüllteres Leben führen. Wenn Sie mit der Übernahme der Verantwortung für Ihr Tun oder Nichttun die Macht über Ihr Leben übernommen haben, werden Sie das Bedürfnis verspüren, noch mehr Verantwortung für unsere Gesellschaft zu übernehmen. Sie werden dann auch die Macht besitzen, im Sinne des Lebens etwas zu verändern.

Unser Bewusstsein

Sie erinnern sich noch, dass Gott Adam und Eva mit der Fähigkeit Gefühle wie Angst, Zuversicht, Liebe und Trauer zu empfinden, sich Gesehenes zu merken und wiederzuerkennen, ein inneres Bewusstsein gab. Mit der Fähigkeit zu denken, die Welt bewusst wahrzunehmen und die Zukunft zu planen erhielten die beiden ein äußeres Bewusstsein. Zwei Welten, die untrennbar miteinander in uns verbunden sind.

Diese Komplexität unseres menschlichen Gehirns erforderte letztlich auch mehrere Aufenthalte von Adam und Eva im Labor Gottes, wie Sie sich sicherlich auch noch erinnern können.

Ich meine, dass es nicht unbedingt notwendig ist für uns Menschen zu wissen, welche Prozesse in unserem Körper ablaufen, damit wir Schmerzen spüren. Es reicht, wenn wir vorher schon wissen, dass es schmerzen wird, wenn wir uns mit dem Hammer auf den Daumen schlagen. Ich werde versuchen zu erklären, warum wir nicht unbedingt einen Hammer brauchen, um Schmerzen zu empfinden. Ich möchte versuchen zu erklären, warum manche Menschen glücklich und erfolgreich sind und andere Menschen nicht!

Inneres und äußeres Bewusstsein sind in unserem Gehirn angesiedelt. Aufgabenbedingt nutzt das innere Bewusstsein etwa neunzig Prozent unserer Gehirnkapazität. Das bedeutet, dass für das äußere Bewusstsein sehr wenig Kapazität übrig bleibt und sich daher der Großteil unseres Lebens im inneren Bewusstsein abspielt.

Eine entscheidende Gemeinsamkeit der beiden Bewusstseinsstufen ist die Abhängigkeit voneinander. Keine der beiden kann ohne den anderen irgendetwas tun, trotz der unterschiedlichen Aufgaben, die sie haben.

- *Das äußere Bewusstsein ist der Informationserfasser und -vermittler des jeweiligen Augenblickes unseres Daseins!*

Das äußere Bewusstsein ist Schnittstelle zwischen unserer Mitwelt und unserem inneren Bewusstsein. Es vermittelt in beide Richtungen und wird dadurch gleichzeitig auch nach außen hin zum Spiegelbild unseres inneren Ichs. Weiters übermittelt es alle Wahrnehmungen unserer Sinnesorgane an das innere Bewusstsein. Das innere Bewusstsein muss diese Informationen, ohne die Richtigkeit prüfen zu können, hinnehmen. Es nimmt alle Informationen als richtig an, da es von allen äußeren Sinnesorganen abgekoppelt ist.

- *Das innere Bewusstsein ist die Analyse-, Verwaltungs- und Speicherstelle unseres Daseins.*

Das äußere Bewusstsein dagegen verfügt über kein Langzeitgedächtnis. Was Sie vor einiger Zeit gelesen haben, weiß nur mehr Ihr inneres Bewusstsein. Wollen Sie über das Gelesene mit jemand sprechen, muss sich Ihr äußeres Bewusstsein die Information vom inneren Bewusstsein geben lassen. Das äußere Bewusstsein muss diese Informationen ebenfalls als richtig annehmen. Es hat keine Möglichkeit zu prüfen, ob Ihr inneres Bewusstsein richtig und vollständig geliefert hat.

Äußeres Bewusstsein

Das äußere Bewusstsein hat die Aufgabe, alle zur Verfügung stehenden Informationen durch unsere Sinnesorgane aufzunehmen. Alles, was wir sehen, wird an das innere Bewusstsein weitergeleitet, von diesem sofort analysiert und in unserem Gehirn als Bild abgespeichert. Das Gleiche geschieht mit dem Hören, Riechen, Schmecken und Fühlen. Nicht unsere Augen sehen, nicht unsere Ohren hören, nicht unsere Nase riecht, nicht unsere Hände fühlen. Alle Wahrnehmungen werden über Nervenzellen ins Gehirn geleitet, dort vom inneren Bewusstsein analysiert und abgespeichert.

- *Wir sehen, hören, riechen, schmecken und fühlen nur im Gehirn, also im Kopf.*

Beeinflusst wird unsere äußere Wahrnehmung durch die Tatsache, dass unsere Sinnesorgane sehr eingeschränkt sind. Wir haben ein sehr begrenztes Wahrnehmungsfeld. Wir sind nicht einmal in der Lage, ohne einem Hilfsmittel unser eigenes Gesicht zu sehen. Ab einer gewissen Entfernung, oder bei Hindernissen versagen unsere Sinnesorgane vollkommen. Wir hören die Musik nicht mehr, wir riechen nicht mehr den Duft der Blumen und können keine Details mehr unterscheiden. Damit verstärkt sich die Einseitigkeit unserer Wahrnehmung beträchtlich.
Die Erkenntnis, dass unsere Welt nur in unserem Kopf so existiert, wie wir sie sehen in Verbindung mit unserer eingeschränkten Wahrnehmung, sollte uns zum Nachdenken anregen. Ist die Welt wirklich so, wie wir sie sehen? Nehmen wir die einzelnen Situationen auch so wahr, wie sie von unseren Mitmenschen wahrgenommen

werden? Wenn nicht, was bedeutet das für unsere Wahrnehmung. Leben wir alle in unserer eigenen Realität, in unserer eigenen Welt?
Eine weitere wichtige Aufgabe des äußeren Bewusstseins ist die Kommunikation mit unserer Mitwelt.

- *Unsere Mitmenschen sehen und hören uns so, wie das äußere Bewusstsein uns darstellt.*

Der Kontakt, die Kommunikation mit unserer Mitwelt wird zum Abbild unseres inneren Bewusstseins, da unser äußeres Bewusstsein seine Informationen ungeprüft entgegennehmen muss. Sie können, wenn Sie genau hinsehen, feststellen, wie sich jemand gerade fühlt, wie es ihm geht. Wir können den Gemütszustand eines Menschen an seiner Körperhaltung, seinem Gesichtsausdruck und seiner Ausstrahlung ablesen.

Inneres Bewusstsein

Unser inneres Bewusstsein ist Prüfstelle, Archiv, Schalt- und Kommandozentrale und hat damit die umfangreichere Tätigkeit zu erfüllen. Alle Informationen, die über unsere äußeren Sinnesorgane eintreffen, werden sofort analysiert und auf ihre Bedeutung hin geprüft. Je nach Ergebnis werden die entsprechenden Maßnahmen eingeleitet.

- *Den Löwen sehen, Angst bekommen und mit Hilfe von Adrenalin erfolgreich zu fliehen, verhinderte, dass Adam gefressen wurde.*

Warum der Löwe eine Gefahr darstellt, weiß die Prüfstelle, weil sie aus ihrem Archiv eine Information die bereits abgespeichert war, als Vergleich heranzog. Adam hatte einige Tage zuvor beobachtet, wie der Löwe eine Antilope jagte und letztlich auffraß. Diese Informationen führten bei der Prüfstelle zur Erkenntnis, der Löwe stellt eine Lebensbedrohung dar, mit der Information an die Schalt- und Kommandozentrale die notwendigen Abläufe sofort einzuleiten.

Neben solchen rasch ablaufenden, perfekt funktionierenden Prozessen hat unser inneres Bewusstsein auch Schwachstellen.

Eine Schwachstelle ist unsere Merkfähigkeit beziehungsweise die Fähigkeit, einmal gespeichertes Wissen wieder aufzurufen und dem äußern Bewusstsein zur Verfügung zu stellen.

Machen Sie einen Versuch. Schließen Sie kurz die Augen und denken Sie nach, welche Gegenstände im Raum, in dem Sie sich gerade befinden, die Farbe Blau haben. Öffnen Sie Ihre Augen und vergleichen Sie. Oder welches Kleidungsstück hatte gestern Ihr Partner oder Freund an, welche Farbe hatte es? Sie sehen, wie eingeschränkt unsere äußere Wahrnehmung beziehungsweise unsere Merkfähigkeit ist.

Alltägliche Wahrnehmungen wie die Kleidung der Partnerin vergessen wir rasch wieder oder nehmen sie erst gar nicht wahr, speichern sie im Gehirn nicht ab.

- *Beeindruckende Wahrnehmungen werden unauslöschlich in unser Gehirn eingeprägt.*

Für uns wichtige Wahrnehmungen werden im Gehirn gespeichert und dienen dem inneren Bewusstsein als Muster für unser zukünftiges Verhalten. Diese Verhaltensmuster, die wir von Geburt an in unserem Gehirn sammeln, sind letztlich für unseren weiteren Lebensablauf wesentlich mitverantwortlich. Die unterschiedlichen Informationen, die auf unser Leben einen unterschiedlichen Einfluss haben können, unterliegen vor ihrer Aufnahme in unserem Gehirn keiner Zensur.

- *Wir verfügen über keinen Mechanismus, der verhindert, dass wir Informationen speichern, die uns in der Zukunft schaden werden.*

Der Grund dafür scheint sehr simpel zu sein. Nicht die Information schadet uns, sondern das, was wir Menschen aus dieser Information machen. Die beiden Bewusstseinsstufen kommunizieren vollständig neutral miteinander. Sie betreiben einen reinen Informationsaustausch ohne irgendeinen Manipulationsversuch. Dieses neutrale Verhalten der Bewusstseinsstufen hat zur Folge, dass alle Menschen alles gleich sehen, auf alle Dinge gleich reagieren würden, wenn da nicht noch der Glaube wäre. Der Glaube mischt im Informationsaustausch der beiden Bewusstseinsstufen beträchtlich mit. Er ist wie ein Filter zwischen innerem und äußerem Bewusstsein. Er bestimmt, was wie durchgelassen wird. Dieses Einmischen des Glaubens bewirkt erst den Unterschied zwischen uns Menschen und ist entscheidend für den Verlauf, für das Glück oder Unglück unseres Lebens.

Der Glaube

Die Fragen, ob wir denken, was wir glauben, oder glauben, was wir denken, und wer zuerst da war, der Glaube oder der Gedanke, kann ich Ihnen nicht beantworten.

Fest scheint zu stehen, das Glaube und Gedanke untrennbar miteinander verbunden sind.

- *Wir denken an das, was wir glauben, und wir glauben an das, was wir denken.*

Unsere Gedanken beschäftigen sich häufig mit Dingen, die uns in irgendeiner Weise bewegen. Wenn wir an eine Sache oft genug denken, sind wir so überzeugt von unserem Gedanken, dass wir an ihn auch glauben. Dabei spielt es keine Rolle, um was es sich handelt.

- *Beim nächsten Zahnarztbesuch werde ich sicherlich wieder Schmerzen haben.*
- *Die bevorstehende Prüfung schaffe ich locker!*

Sind wir von einer Sache erst einmal überzeugt, das heißt wir glauben daran, denken und sprechen wir darüber, um unsere Überzeugung, unseren Glauben zu bestätigen oder ihn bestätigt zu bekommen. Wir fragen andere Menschen, wie es ihnen beim Zahnarzt geht, um uns unsere Angst, unseren Glauben an die bevorstehenden Schmerzen bestätigen zu lassen.

- *Wie intensiver und öfter wir einen bestimmten Gedanken denken, umso stärker wird unser Glaube daran.*

Der Glaube scheint somit ein wesentlicher Teil unseres Daseins zu sein. Es spielt für den Ablauf Ihres Leben keine Rolle, ob Sie anstatt Glaube die Wörter Geist, Seele, Überzeugung, Befürchtung oder was immer auch verwenden. Es ist weiters nicht von Bedeutung, ob Sie Gefühle oder Emotionen haben, ob diese aus dem Kopf, vom Herzen, von der Seele oder aus dem Bauch kommen.

- *Entscheidend ist die Tatsache, dass etwas vorhanden ist, das die Ergebnisse messbarer physikalischer Prozesse in unserem Gehirn stark beeinflussen kann.*

Die Informationsaufnahme durch unsere Sinnesorgane, deren Weiterleitung ins Gehirn und deren Verarbeitung dort ist heute ein messbarer, nachvollziehbarer Prozess. Warum ein Mensch Angst vor Spinnen hat und der andere nicht, beruht nicht auf den Prozessablauf unserer Gehirnströme, sondern auf den jeweiligen Gedanken und damit auf dem Glauben dieses Menschen.

- *Der Glaube ist der Dirigent unseres Lebens. Unsere beiden Bewusstseinsstufen sind nur das Orchester.*

Bereits vor dem Analysieren und Abspeichern aller Wahrnehmungen spielt der Glaube eine wesentliche Rolle. Wäre das nicht so, würden Menschen nicht die gleiche Situation völlig unterschiedlich erleben und interpretieren. Sich vor Spinnen zu fürchten oder begeistert zu sein von ihrer Fähigkeit, ein Netz bauen zu können, ist nur ein Beispiel dafür.

- *Unser Glaube kennt keine Einschränkung. Er ist nicht an Materie gebunden und unterliegt keinen Grenzen durch Zeit und Raum.*

Unser Glaube stellt uns dazu eine besondere Fähigkeit zur Verfügung. Wir sind in der Lage, vor unserem geistigen Auge Bilder entstehen zu lassen von Dingen, die wir kennen, aber auch von Situationen, die wir noch nie erlebt haben, oder von Orten, an denen wir uns noch nie aufgehalten haben.

- *Wir Menschen haben ein inneres Auge, eine innere Stimme, und ein inneres Ohr!*

Es gibt Menschen, die eine Gänsehaut bekommen, wenn sie nur an Spinnen denken. Wir sind in der Lage, in jede nur erdenkliche Richtung kreativ zu sein. Diese Fähigkeiten werden nicht nur vom Glauben zur Verfügung gestellt, sondern von diesem auch entsprechend beeinflusst und genutzt. Wir sehen nicht, was unsere Augen sehen, die Spinne als kleines, faszinierendes Lebewesen. Wir sehen, was wir glauben zu sehen, eine Spinne als kleines, angsteinflößendes Ungeheuer.

- *Zuerst muss immer der Gedanke an eine Sache oder an ein Ereignis da sein.*

Wir denken immer zuerst daran, dann folgt der Glaube, die Überzeugung, dass es so sein wird oder sein kann. Vielleicht hat eine Aussage oder Reaktion eines Elternteiles in der Kindheit bewirkt, dass uns der Gedanke gekommen ist, Spinnen sind eklig. Die ständige Wiederholung dieser Aussage oder Reaktion hat diesen Gedanken in einen Glauben umgewandelt. Der Glaube, dass Spinnen eklig sind, ist für uns heute Realität.

- *Aus unseren Gedanken entsteht unser Glaube, und daraus entsteht unsere Realität!*

Niemand kann ein Haus bauen, ohne vorher daran zu denken. Nicht einmal eine Sandburg bringen Sie zusammen. Wenn Sie Ihr Kind auffordern, mit Ihnen eine Sandburg zu bauen, denken Sie bereits automatisch daran, beginnen sich vorzustellen, wie sie aussehen wird. Sie glauben auch daran, eine Sandburg zu Stande zu bringen, sonst würden Sie nicht versuchen eine zu bauen. Fertig gestellt entspricht sie genau Ihren Gedanken und wird so für Sie zu Ihrer Realität. Ein anderer Betrachter Ihres Meisterwerkes kann mit dem von Ihnen produzierten Sandhaufen vielleicht nur sehr wenig anfangen. Ihm ist es vielleicht nicht möglich, eine Sandburg darin zu entdecken.

Wenn Sie zu den Menschen gehören, die Angst haben vor Spinnen, dann nur deswegen, weil Sie es glauben. Wenn Sie jetzt sagen, Sie glauben nicht, dass Sie sich fürchten, sondern Sie wissen es, dann muss ich widersprechen. Sie wissen nur, dass Sie sich in der Vergangenheit gefürchtet haben, was die Zukunft bringt, wissen Sie nicht. Es könnte auch sein, dass Sie Ihren Glauben ändern und sich nicht mehr fürchten. Alles, was wir wissen, ist bereits Vergangenheit, die Zukunft beruht nur auf dem Glauben und dieser wiederum auf unseren Gedanken.

- *Wenn es ohne unsere Gedanken nichts gibt, dann entscheiden einzig und alleine unsere Gedanken, was es gibt.*

Wir besitzen die Macht nur durch unsere Gedanken, zu bestimmen, wie wir unser Leben führen, und dies nur unter der einzigen Voraussetzung, dass wir auch daran zweifelsfrei glauben.

Alle negativen Dinge, die mit uns jahrein, jahraus geschehen, haben ihren Ursprung in unseren Gedanken und in dem damit verbundenen Glauben. Verhindern wir negative Gedanken, dazu zählen auch die Gedanken, die

aus unseren Ängsten oder anderen Emotionen entstehen, wird uns auch nichts Negatives mehr zustoßen.
Die einzige Schwierigkeit, die damit verbunden ist, beruht auf der Tatsache, dass ein Großteil unserer Gefühle uns gar nicht bewusst wird, weil wir gar nicht oder nur sehr wenig in unser inneres Bewusstsein eindringen, es erforschen können. Wir können aber lernen unsere negativen Gefühle, meist handelt es sich um Ängste, in dem Augenblick zu erkennen, in dem sie aus unserem inneren Bewusstsein auftauchen. Wir dürfen dann nicht zulassen, dass wir an sie zu glauben beginnen und sie so zur Realität werden. Eine mögliche Anleitung für den Umgang mit unbewussten Glaubensgrundsätzen erfahren sie im Kapitel „Unsere Lebenserfahrung“. Wie Sie auftauchenden Ängsten begegnen können, werden Sie im Kapitel „Emotionen“ lesen.
Etwas leichter ist da schon der Umgang mit unseren bewussten Gedanken.

- *Gedanken sind flüchtig und werden erst durch den Glauben an sie in uns festgehalten.*

Ein flüchtiger Gedanke wird nicht automatisch zum Glauben. Wir müssen diesen Gedanken mehrmals durchdenken, ihn vielleicht sogar aussprechen, um ihn zum Glauben zu machen. Nur so können wir ihn in uns verankern.
Hat dieser Gedanke aber seinen Ursprung in einem Gefühl, dann ist er mit diesem Gefühl verankert. Den Gedanken nicht mehr zu denken, ihn zu verdrängen, verhindert nicht seine Existenz in unserem inneren Bewusstsein und die damit verbundenen Auswirkungen. Nur wenn wir dieses Gefühl, diese Ängste loswerden, werden wir den Gedanken und damit den Glauben los.

- *Der zweifelsfreie Glaube an etwas fördert das unwiderstehliche Bestreben, es auch zu verwirklichen, ohne zwischen Gut und Böse zu unterscheiden.*

Es ist also für unser Leben entscheidend, welche Gedanken wir zulassen, an was wir glauben. Welche Informationen wir aufnehmen und mit welchen Menschen wir uns umgeben. Menschen, die ständig negative Äußerungen von sich geben, beeinflussen uns genauso wie Menschen mit positiven Äußerungen.
Der nachstehende Spruch ist einer meiner Lieblingssprüche, der es genau auf den Punkt bringt.

Achte auf deine Gedanken, denn sie werden Worte.
Achte auf deine Worte, denn sie werden Taten.
Achte auf deine Taten,
denn sie werden zu Gewohnheiten.
Achte auf deine Gewohnheiten,
denn sie werden zum Charakter.
Achte auf deinen Charakter,
denn er wird dein Schicksal.

Entscheidend scheint auch die Art zu sein, wie wir denken. Auf dem Weg vom Gedanken bis zur Realisierung, zu unserem Schicksal, verlieren verneinende Worte ihre Wirksamkeit. Die Gefühle, die unsere Gedanken begleiten, und der Nachdruck, den wir unseren Gedanken verleihen, scheinen dafür einen umso größeren Einfluss zu haben.

- *Ich hoffe, dass ich* ***nicht*** *krank werde!*
- *Ich wünsche mir* ***nicht,*** *jemals in deiner Situation zu sein!*

- *Ich glaube **nicht,** dass ich einen Unfall haben werde!*

Menschen, die ängstlich wünschen oder hoffen, scheint ihr Wunsch trotz der Verneinung durch das Wort ***nicht*** in Erfüllung zu gehen. Gerade sie werden krank, in eine schlimme Situation kommen und einen Unfall erleben. Es könnte so sein, dass die Angst die bei diesen Aussagen mitschwingt, entscheidend für den Ausgang des Ereignisses ist. Die Angst bleibt im inneren Bewusstsein und wird von dort aus zur Realität für uns, da sie stärker und mächtiger ist als das Hoffen in Verbindung mit dem Wort ***nicht***.

- *Ich bin und bleibe immer gesund!*
- *Ich erlebe nur positive Situation!*
- *Ich habe keinen Unfall!*

Fehlende Angst und ein großes Maß an Selbstvertrauen führen zu dem Glauben, der verhindert, dass uns derartige Dinge zustoßen. Überzeugung und Selbstvertrauen geben unseren Gedanken und damit unserem Glauben eine völlig andere Gestalt. Es scheint auch durchaus sinnvoll zu sein, das Wort „wissen" zu verwenden als eine Art Vorschuss auf die Zukunft.

- *Ich **hoffe** einmal viel Geld zu haben und reich zu sein!*
- *Ich **weiß**, dass ich in **absehbarer Zeit** viel Geld habe und reich bin!*
- *Es gehört zu mir, reich zu sein. Ich weiß, dass ich immer so viel Geld besitze wie notwendig ist, um alle meine Wünsche zu erfüllen.*

Die drei obigen Beispiele und deren Erfolgsaussichten sprechen für sich selbst. Der ***Hoffende*** wird nie reich werden. Beim Wissenden wird es möglicherweise eintreten, wenn er die ***absehbare Zeit*** geduldig abwarten kann. Die dritte Formulierung wird zur Selbstverständlichkeit und damit zur Realität.
Unsere persönliche Einstellung und unser Vertauen zu uns selbst sind entscheidende Punkte für die Formulierungen unserer Lebensziele und damit für die Ereignisse in unserem Leben. Wie wir unsere Lebensziele formulieren ist aber auch abhängig von unserer Fähigkeit, unsere Emotionen zu kontrollieren. Menschen, die sich ständig über etwas ärgern, werden Schwierigkeiten haben, Lebensziele friedlicher Natur zu formulieren.
Diese Erkenntnis lässt den Schluss zu, dass unsere Gefühle einen ausschlaggebenden Einfluss auf unsere Gedanken und damit auf unseren Glauben haben. Vor etwas Angst zu haben bedeutet nichts anderes, als daran zu glauben, dass diese Befürchtung auch eintreffen wird.

- *Menschen mit einer anderen Hautfarbe kann ich nicht leiden, sie machen mir Angst!*

Unsere Gedanken, unser Glaube bestimmen, wie unser äußeres Bewusstsein etwas wahrnimmt. Der Unterschied, welche Menschen, welche Gegenstände uns gefallen und welche uns nicht gefallen. Wer oder was uns sympathisch ist und wer oder was nicht.
Es scheint so zu sein, dass unsere unterschiedliche, durch unseren Glauben beeinflusste Wahrnehmung mitverantwortlich ist für alle Entscheidungen im Leben. Berufswahl, Partnerwahl, die Auswahl der Freunde ist abhängig von dem, was wir sehen, welchen Standpunkt wir einnehmen, aus welcher Perspektive wir es betrachten. Diese Standpunkte oder Perspektiven sind abhängig da-

von, was unser Glaube zulässt. Wir glauben nur, dass Menschen mit einer anderen Hautfarbe, einer anderen Religion für uns eine Bedrohung darstellen, wir uns vor ihnen fürchten oder wir sie hassen müssen.
Eine Veränderung kann daher auch nur durch Veränderung unserer Gedanken und unseres Glaubens geschehen, nicht durch Gesetze, Sanktionen oder andere Strafmaßnahmen. Man kann nicht jemandem verbieten, an etwas zu denken. Daher kann man auch nicht verhindern, dass jemand an eine Sache glaubt. Der Glaube wird aber, wenn er stark genug ist, zur Realität.

- *Etwas zu verbieten und zu verurteilen ist genauso nutzlos und gefährlich wie ständig davon zu sprechen, um es in Erinnerung zu behalten!*

Diese Handlungen verändern nicht die Gedanken und den Glauben in den Köpfen der Menschen, sondern bestätigen und verstärken nur noch ihre Gedanken und Ängste.
Erst mit der Änderung unserer inneren Einstellung, unserer Glaubensgrundsätze, werden wir mit anderen Augen und, was wünschenswert wäre, mehr sehen. Das heißt unsere Perspektiven und Standpunkte zu erweitern, öffnet uns die Augen für die Vielfalt des Lebens.

- *Die Vielfalt unserer Gedanken ist entscheidend für die Vielfalt in unserem Leben.*

Wenn für uns zur Realität nur das wird, an was wir glauben, ermöglicht uns ein vielfältiges abenteuerliches Denken auch ein dementsprechendes vielfältiges Leben. Nicht Glück, Schicksaal oder Zufall haben, wie viele meinen, ihre Hand im Spiel, sondern nur unsere Gedanken. Die einzige Einschränkung dabei sind die bereits,

meist von uns selbst, vorgegebenen Meilensteine auf unserem unbeschriebenen Lebensblatt.
Je stärker wir uns daher nur auf eine oder wenige Sachen im Leben konzentrieren, umso weniger werden wir zulassen, dass wir uns für etwas anderes interessieren. Erst wenn wir unseren Gedanken freien Lauf lassen, werden wir die Vielfalt des Lebens kennen lernen.

- *Nur unsere Gedanken ermöglichen es uns, die Welt mit all ihren schönen und abenteuerlichen Seiten zu erforschen.*

Eine Reise können Sie erst antreten, wenn Sie vorher daran gedacht haben. Einen Menschen können Sie erst kennen lernen, eine Beziehung können Sie erst eingehen, wenn Sie Ihre Gedanken auch in diese Richtung lenken. Viel Geld werden Sie erst bekommen, wenn Sie auch daran denken und daran glauben. Unserer Kreativität und damit unserer Lebensvielfalt sind keine Grenzen gesetzt. Schränken wir aber unsere Gedanken ein, konzentrieren wir uns immer auf die gleichen Dinge des Lebens, entgeht uns sehr viel.

- *Wenn ich nicht ständig krank wäre, würde ich gerne reisen.*
- *Die viele Arbeit erlaubt es mir nicht, auch noch etwas anderes zu tun.*

Die ständigen Gedanken und der Glaube an eine Sache verhindern, dass neue Gedanken Platz in unserem Gehirn finden, wir uns kreativ betätigen. Wer nur an seine Krankheit, Arbeit oder an eine seiner Ängste denkt, kann nicht gleichzeitig auch vom Urlaub, Gesundheit, Anerkennung, Zufriedenheit, Geld oder einem langen, glücklichen, erfüllten Leben träumen.

Die Wahrscheinlichkeit, durch dieses eingeschreckte Denken auch noch vermehrt Vorurteile aufzubauen, wird immer größer.

- *Vorurteil heißt urteilen, bevor wir uns die Mühe gemacht haben, anderes erst unvoreingenommen, ohne uns schon eine Meinung gebildet zu haben, kennen zu lernen.*

Ein Vorurteil ist geprägt von unserem Glauben, dass etwas nicht so sein kann oder darf, wie es ist, weil wir es nicht so sehen können oder wollen. Es fehlen dann einfach die notwendigen Perspektiven, weil wir uns zu wenig Gedanken darüber gemacht haben.
Je mehr Sie bereit sind, alles Neue vorurteilsfrei kennen zu lernen, sich Gedanken darüber machen, sich damit öffnen, desto erfüllter und abwechslungsreicher wird Ihr Leben. Sie werden nicht nur mehr Freude an vielen Dingen des Lebens haben. Sie werden sich vor allem auch viel Ärger und viele Ängste ersparen.
Zu unterscheiden wäre auch noch zwischen Gedanken und dem Glauben an materielle, realisierbare Gegenstände oder Ereignisse, und unseren Glaubensgrundsätzen.

- *Wir denken an einen Urlaub, glauben, dass er uns gut tun würde, und machen ihn dann auch.*

Diese Art von Gedanken werden mit ihrer Realisierung für uns zur Realität und verschwinden aus unserem Glaubensbereich. An einen konsumierten Urlaub glauben Sie nicht mehr. Sie wissen, wie er war, und trauern ihm vielleicht noch nach.

- *Ich glaube, dass ich ein erfülltes langes Leben habe.*
- *Ich bin überzeugt, dass ich gesund alt werde.*
- *Wir alle wissen, dass andersfarbige Menschen schlechter sind als wir.*

Solche Aussagen möchte ich als Glaubensgrundsätze bezeichnen. Über diese meist verborgenen Gedanken, die uns ständig begleiten und unser Leben sehr stark beeinflussen, lesen Sie im Kapitel „Unsere Lebenserfahrung".

Das kleines Männchen in uns

Als eine besondere Schwäche von uns Menschen möchte ich die Verweigerung des inneren Bewusstseins ansehen, die Erfahrungen anderer Menschen als unsere eigenen zu akzeptieren. Wir wissen zwar, was mit Rauchern und Alkoholikern geschehen kann. Wir kennen die Gefährlichkeit vom schnellen Autofahren, den diversen Sportarten und den oft sehr riskant durchgeführten beruflichen Aktivitäten, wir verändern aber nicht unser Verhalten.

- *Es scheint so zu sein, dass die eigene Erfahrung ungeachtet aller Konsequenzen Vorrang vor unserem Wissen und unserem logischen Denken hat.*

Wir wissen aus den Erfahrungen anderer Menschen von möglichen negativen Auswirkungen bestimmter Handlungen. Dieses Wissen aber steht im Gegensatz zu unserer eigenen Erfahrung, solange uns nicht selbst etwas ge-

schehen ist. Wir wissen, dass uns etwas geschehen könnte, denken aber, dass es ausgerechnet uns nicht geschehen wird. Unsere Erfahrung sagt uns entgegen jeder logischen Überlegung, dass gerade uns nichts geschieht, auch dann noch nicht, wenn wir bereits Angst bei einer Sache empfinden.
Jeder Raucher, der schon einmal ein Foto von einer Raucherlunge gesehen hat, kennt dieses beklemmende Gefühl der Angst und spielt ernsthaft mit dem Gedanken aufzuhören. Meist dauert aber der Zwiespalt zwischen Angst und Sucht nur kurze Zeit. Es siegt dann die eigene Erfahrung, unterstützt durch die Sucht, doch vollständig gesund zu sein und daher weiterrauchen zu können. Übrig bleibt nur eine ins innere Bewusstsein verdrängte Angst mit allen ihren negativen Folgen.

- *Wir sind im inneren Zwiespalt, also nicht im Einklang mit uns selbst, wenn unser Tun und unser Denken nicht übereinstimmen!*

In solchen Situationen meldet sich eine innere Stimme. Sie teilt uns mit, was wir aus ihrer Sicht tun sollten. Sie versucht uns zu überzeugen, dass sie weiß, was richtig für uns ist.
Es könnte also so sein, dass wir so etwas wie ein kleines Männchen in unserem Kopf sitzen haben, natürlich für Ärzte nicht sichtbar. Die Aufgabe dieses Männchens scheint darin zu bestehen dafür zu sorgen, dass es uns im Augenblick gut geht.

- *Wenn wir in einem inneren Zwiespalt sind, flüstert unser kleines Männchen sofort etwas in unser inneres Ohr.*

Nochmals zur Erinnerung: Wir sehen nur was wir glauben, zum Beispiel, dass viele alte Menschen rauchen, ohne an einer Raucherkrankheit zu sterben. Die vielen Krebskranken sehen wir nicht, weil wir sie nicht sehen wollen. Wir haben den Glauben, dass uns Rauchen nicht schadet, vom inneren Bewusstsein, das ja selbst nichts sieht, also nicht auf Richtigkeit prüfen kann, abspeichern lassen. Kommt dann jemand und versucht uns das Gegenteil zu beweisen, kommen wir in einen Zwiespalt. Wir würden es ja gerne glauben, können, wollen es aber nicht, weil wir aus unserer Sicht gesehen eine andere Erfahrung gemacht haben. Unser kleines Männchen flüstert uns zu, dass die Worte des anderen nicht stimmen. Wir lehnen es daher kategorisch ab, um unseren Glaubensgrundsatz nicht verändern zu müssen.
Und genau hier beginnt es gefährlich zu werden. Gedanklich können wir jede Bedrohung und jede Gefahr als für uns irrelevant abtun. Es trifft sicher alle anderen, nur uns nicht. In unserem inneren Bewusstsein bleibt aber die Angst zurück, dass es uns auch eines Tages treffen könnte.

- *Angst vor etwas haben wir nur, wenn wir daran glauben, dass es auch eintreffen wird.*

Wenn wir nicht glauben, dass etwas eintrifft, brauchen wir uns nicht zu ängstigen. Alles, an was wir glauben, wird irgendwann aber für uns zur Realität. Dabei spielt es keine Rolle, ob uns diese Angst gelegentlich bewusst wird oder nur im inneren Bewusstsein schlummert. Wenn Sie Angst haben, eine raucherbedingte Krankheit zu bekommen, werden Sie diese auch bekommen. Wenn Sie Angst vor einem Unfall haben, wird sich dieser auch ereignen. Wenn Sie Angst haben Ihren, Partner zu verlieren, werden Sie Ihn auch verlieren.

Unser inneres Bewusstsein protestiert bei vielen Dingen, die wir tun, weil es eine andere oder noch keine Erfahrung gespeichert hat, und das ist manchmal, aber nur manchmal gut so. Adam hatte am Anfang seines Daseins im Paradies keine Erfahrung mit wilden Tieren. Hätte er die Warnungen daher ignoriert, würde es uns heute nicht geben.

- *Da wir alle auch falsche Lebenserfahrungen abgespeichert haben, sollten wir jedes Mal prüfen, wenn unsere innere Stimme zu uns spricht.*

Sie erteilt uns einen Rat aus ihrer Sicht, was wir tun sollen, damit es uns im Augenblick gut geht und wir uns entsprechend unserer Lebenserfahrung verhalten. Unsere innere Stimme, unser kleines Männchen, kennt nur diesen Augenblick. Es unterscheidet nicht, ob es für uns in der Zukunft gut oder schlecht enden wird. Die Konsequenzen, die aus unserem jetzigen Handeln entstehen können, sind ihm völlig gleichgültig.

- *Das kleine Männchen, die Stimme unseres inneren Bewusstseins, kennt nur den Augenblick und nimmt keine Rücksicht auf unsere Ängste!*

Die Angst versucht uns manchmal von bedrohlichen Dingen abzuhalten. Auch andere Menschen versuchen zu verhindern, dass uns etwas geschieht. Die Erfahrung aus der Vergangenheit sagt uns aber, es wird nichts geschehen, denn es ist uns noch nie etwas geschehen, und Spaß macht es vielleicht obendrein auch noch. Damit ist der innere Zwiespalt vorprogrammiert, und unser kleines Männchen hat seinen großen Auftritt.

Bei den ersten drei Kurven, die er wie schon so oft mit überhöhter Geschwindigkeit durchfuhr, hatte er auf einmal Angst verspürt. Seine innere Stimme aber sagte ihm, dass er sehr gut Auto fahren kann und ihm auch noch nie etwas geschehen ist. Vor allem aber macht es so richtig Spaß, wenn die Reifen nur so quietschen. Am Rande der vierten Kurve starb er dann!

Mit dieser Erfahrung konnte er allerdings nichts mehr anfangen. Es wäre besser gewesen, er hätte nicht auf seine innere Stimme, sondern auf seine Angst und seinen Verstand gehört. Oder er hätte einfach nur von den Berichten tödlicher Verkehrsunfälle anderer Menschen gelernt.

- *Manchmal sind wir Menschen nur Gehirnbesitzer und nicht Gehirnbenutzer!*

Gehirnbesitzer sind wir alle, zum Gehirnbenutzer werden wir erst, wenn wir den Aussagen unserer inneren Stimme kritisch gegenüberstehen und nicht alles hinnehmen, was sie uns zuflüstert. Auch dann nicht, wenn es noch so viel Spaß macht, uns das Leben vereinfacht, Zeit oder Kosten sparen hilft, oder es einfach nur bequem ist, ihre Anweisungen zu befolgen. Erst wenn wir nachdenken, woher unsere Lebenserfahrung kommt, welche Erfahrungen andere Menschen gemacht haben, und dann selbst entscheiden, was wir tun, sind wir Gehirnbenutzer und nicht nur -besitzer.
Unsere innere Stimme spricht aber nicht nur wenn Lebensgefahr besteht zu uns, sondern bei vielen Gelegenheiten des Alltags. Sie verhindert damit, wenn wir auf sie hören, dass wir in unserem Leben etwas verändern. Denn die Angst vor einer Veränderung ist bei manchen

Menschen so groß wie die Angst vor Krankheit und Schmerz.

Ein berufliches Weiterkommen ist auf Grund meiner Ausbildung nicht mehr möglich. Ich hatte die höchstmögliche Position in meiner Firma erreicht. Für eine Weiterbildung bin ich zu alt. Eine Befriedigung finde ich in meiner Arbeit nicht wirklich, und mit meinem Gehalt bin ich auch nicht zufrieden. Die Idee zu kündigen und eine andere Firma zu suchen, wo ich mich noch weiterentwickeln kann, habe ich wieder verworfen. Ich weiß ja nicht, ob ich es dort wirklich schaffe. Wie die neuen Kollegen und der Chef zu mir sein werden, weiß ich auch nicht. Abgesehen davon ist mir mein jetziger Arbeitsplatz sicher. Mein Chef braucht mich, denn ohne mich geht in dieser Firma gar nichts.

Die Angst vor der Veränderung, dem Ungewissen, ist stärker als der Wunsch nach einer befriedigenderen Arbeit und nach mehr Einkommen. Unser kleines Männchen, unser Gehirnbewohner, redet uns ein, nichts zu verändern. Es muss auch so reagieren, denn es kennt nicht die Zukunft, daher fehlt ihm auch der Vergleich. Die Angst vor Neuem, vor dem Versagen, doch nicht das erwünschte Ziel zu erreichen und das Gewohnte aufzugeben, ist für uns daher schlimmer als ein unbefriedigender Arbeitsplatz. Es geht mir ja eigentlich ganz gut, ist dann eine fantastische Ausrede für unsere Mutlosigkeit.

Frauen, vor allem mit Kindern, die von ihren Männern regelmäßig misshandelt werden, antworten auf die Frage, warum sie diesen Mann nicht schon lange verlassen haben, mit „Angst vor dem Alleinsein", mit dem Leben alleine nicht zurechtkommen", es kommt nichts Besseres nach", meine ersten zwei Partner haben mich auch geschlagen, und manchmal kann der jetzige ja auch ganz lieb sein."

Unser Gehirnbewohner sollte nur ein guter Knecht sein. Wenn wir die Macht über unsere Gedanken haben, können wir unser Gehirn gezielt einsetzen. Lassen wir uns von unserm Gehirnbewohner leiten, ohne eine Kontrolle auszuüben, werden wir meist von Emotionen und von unserer Vergangenheit gesteuert durchs Leben gehen. Unser inneres Bewusstsein wird uns durch unsere innere Stimme einzureden versuchen, dass es nicht so schlimm ist, es aber noch viel schlimmer sein könnte. Es wird uns dann immer den Umständen entsprechend gut gehen. Diese Umstände werden wir aber nicht verändern, weil uns die Kontrolle fehlt. Das kleine Männchen wird im Auftrag unseres inneren Bewusstseins zum schlechten Herrn.

Als ein anderer Autofahrer ihm den Vorrang nahm, konnte er einen schweren Verkehrsunfall gerade noch verhindern. Die sofort aufgetauchte Angst, es war eine lebensbedrohende Situation, wandelt sich in einen maßlosen Zorn um. Zu Hause angekommen, erzählte er noch immer wütend seiner Frau von diesem Trottel, den man den Führerschein wegnehmen sollte. Als er endlich zu schimpfen aufhörte, sagte seine Frau: „Schatzi, was regst du dich denn so auf, sei froh, dass nichts passiert ist!"

Die Antwort, die er seiner Frau gab, können Sie sich zum Trainieren Ihrer Phantasie selbst ausmalen. Er hatte auf jeden Fall, dies sagte ihm sein kleines Männchen im Gehirn, ein Recht sich aufzuregen. Wenn dann noch jemand sagt, man solle sich nicht aufregen, regt man sich

auch noch darüber auf, dass man sich nicht aufregen soll. Wir glauben immer nur, uns aufregen, fürchten oder ärgern zu müssen. Würden wir nicht daran glauben, würden wir es nicht tun.
Dem kleinen Männchen in Ihrem Gehirn sollten Sie vielleicht einen Namen geben. Sie sollten ihm eine Ecke in Ihrem Gehirn zuweisen, in die Sie ihn schicken können. So nützlich er als Knecht ist, so verheerend kann es sein, wenn er die Herrschaft übernimmt.

- *Unser inneres Bewusstsein ist ein guter Knecht, aber ein schlechter Herr!*

Flüstert Ihr inneres Bewusstsein Ihnen wieder einmal etwas zu, das nicht Ihren Gedanken oder Ängsten entspricht, dann gibt es nur eine Antwort. Schweige und verschwinde in deine Ecke
Würde vielen Menschen bewusst sein, was dieser kleine Gehirnbewohner anrichten kann und schon angerichtet hat, würden sie dagegen auch etwas unternehmen. Unsere Welt wäre dann weitaus friedlicher und die Menschen weitaus glücklicher.

Unsere Lebenserfahrung

Hätte Adam erst nachdenken müssen, ob eine Situation gefährlich ist oder nicht, wäre er vom ersten Löwen, der ihm auf seiner Wanderung durchs Paradies begegnete ist, gefressen worden. Das Erkennen der Situation, das Analysieren und mit einem Bild einer gleichen oder ähnlichen Situation zu vergleichen, geschieht in Bruchteilen von Sekunden.
Mit diesem Bild, welches zum Vergleich herangezogen wird, ist auch das jeweilige Verhaltensmuster abgespeichert. Was muss geschehen, um den Weiterbestand meines Lebens möglichst zu gewährleisten. Unser Urinstinkt heißt Kampf oder Flucht. Die erforderlichen Maßnahmen können vom Gehirn sofort eingeleitet werden. Im Fall des Löwen der Ausstoß von Adrenalin und die Flucht. Erst dann beginnen wir langsam die Situation zu begreifen oder zu verstehen. Ich kenne solche Situationen aus dem Straßenverkehr.

Ich hatte zu lange die Landschaft bewundert. Erst durch das Quietschen meiner Bremsen wurde mir bewusst, dass die Kolonne vor mir zum Stillstand gekommen war.

Nach dem abschweifenden Blick auf die Berge sah ich instinktiv wieder auf die Fahrbahn. Mein inneres Bewusstsein erkannte sofort die Gefahr und leitete die notwendigen Maßnahmen ein. Erst dann wurde mir die Situation des drohenden Auffahrunfalls bewusst.
Hätte ich beim Erkennen der Gefahr erst nachzudenken begonnen, wie ich mich verhalten soll, mir die Situation erst bewusst werden müssen, wäre ich sicherlich auf meinen Vordermann aufgefahren. Mein für diese Situation einprogrammiertes Verhaltensmuster heißt voll

bremsen. Dieses in der Fahrschule trainierte Verhalten verbessert sich, je öfter wir es üben, das heißt konditionieren.
Diese Erkenntnis gilt nicht nur für das Autofahren, sondern für alle Eindrücke, die wir täglich sammeln. Unsere Lebenserfahrung, unsere wahrgenommenen Eindrücke setzen sich sowohl im positiven wie auch im negativen Sinn aus abgespeicherten Bildern zusammen. Diese Bilder beinhalten nicht nur alle dazugehörenden Informationen wie Geräusche, Gerüche und Gefühle, sondern als Ergänzung auch die Information, welche Reaktion beim Eintreten einer gleichen oder ähnlichen Situation erfolgen soll.
Während das Bild des Löwen bei uns Menschen eine Angst- und Fluchtreaktion hervorruft, werden wir beim Anblick eines geliebten Menschen mit Glückshormonen überflutet, schweben im siebenten Himmel und strahlen über das ganze Gesicht.

Die abgespeicherten Lebensbilder

Erinnern Sie sich daran, Sie haben bereits gelesen, dass wir Menschen mit dem Gehirn sehen, hören, fühlen, schmecken und riechen. Das Wort „erinnern“ beschreibt deutlich die Lage des Geschehens, nämlich im Inneren. Das bedeutet, wir erleben und speichern unsere Welt in unserem Kopf. Alles, was wir über unsere Sinnesorgane aufnehmen, wird in unserem Gehirn in Bilder umgewandelt und abgespeichert. Diese abgespeicherten Bilder ergeben zusammen unser Lebensbild. Das Bild, wie wir uns selbst und unser Leben sehen.

- *Da wir alle völlig unterschiedliche Erfahrungen von Kindheit an gemacht haben, unterscheiden sich auch unsere Lebensbilder erheblich voneinander.*

Bilder verwendet unser Gehirn aber nicht nur, um unsere praktischen Lebenserfahrungen zu speichern. Wenn Sie etwas lernen wollen, diesen Lernstoff in Bildern umsetzen, wird Ihr Gedächtnis sich alles wesentlich leichter merken. Sie brauchen sich dann nur das Bild in Erinnerung zu rufen, und der Lehrstoff ist wieder da.
Das Gleiche gilt, wenn Sie sich Namen oder Zahlen schwer merken können.

- *Eine Zahl oder einen Namen mit einem Bild in Verbindung gebracht, hinterlässt den Eindruck, den unser Gehirn braucht, um sich jederzeit daran erinnern zu können.*

Bilder in unserem Gehirn entstehen also nicht nur durch wahrgenommene Erlebnisse, sondern auch durch das Lernen und durch Gedanken. Wir Menschen sind in der Lage, gedanklich das Bild einer Lebenssituation und die von uns damit verbundene Verhaltensweise, unsere gewollte Reaktion, in uns zu programmieren, ohne diese Situation schon erlebt zu haben. Tritt diese Situation dann ein, verhalten und reagieren wir auch so, wie wir es vorprogrammiert haben.
Je häufiger und intensiver, je schmerzvoller oder erfreulicher ein Ereignis auf uns einwirkt, um so beeindruckender wirkt es auf uns. Dementsprechend wird es auch von unserem Gehirn abgespeichert. Eindrucksvolle Ereignisse verdecken automatisch weniger eindrucksvolle der selben oder ähnlicher Art und drängen sie damit in

die Vergessenheit ab, was aber nicht bedeutet, dass diese Eindrücke für immer verloren sind.

- *Einer der ersten Eindrücke unseres Lebens war unsere Geburt, und sie hat tatsächlich einen Eindruck hinterlassen.*

Je schwerer für uns die Geburt als erste wesentliche Veränderung war, desto größer kann auch die Angst vor jeder zukünftigen Veränderung in unserem Leben sein. Die uns zwar nicht bewusste, aber deswegen trotzdem schmerzliche Erinnerung an unsere Geburt wird mit aller Macht zu verhindern versuchen, dass wir irgendetwas in unserem Leben verändern.

- *Unsere Erfahrung warnt uns bereits bei einem Gedanken an eine Veränderung, denn wir sollen ja die bereits einmal erlebten Schmerzen nicht wieder empfinden müssen.*

Wenn wir auf schmerzvolle Erfahrungen keine Rücksicht nehmen, in unserem Leben neue positive Veränderungen bewusst herbeiführen und erleben, wird dadurch die Erfahrung unserer Geburt abgeschwächt. Sie wird uns dann auch nicht mehr beeinflussen. Veränderungen machen uns dann auf Grund unserer neuen Erfahrungen keine Angst mehr, sondern sind uns vielleicht sogar willkommen.
Eine wesentliche Veränderung für ein Kind ist sicherlich der erste Kindergarten- oder Schulbesuch. Dieses Erlebnis, gesteuert und beeinflusst von unseren Eltern, wird entweder zu einer Bestätigung unserer Ängste oder es zeigt uns erstmals, dass Veränderungen auch positiv verlaufen können und keine Schmerzen bereiten müssen.

- *Je unterschiedlicher und vielfältiger unsere Lebenserfahrungen sind, umso wahrscheinlicher wird es zu einer Ausgeglichenheit in unserem Leben kommen.*

Wenn zum Beispiel Vater oder Mutter gelegentlich keine Zeit für ihr Kind haben, wenn sie gebraucht werden, andermal aber wieder genug Zeit haben, werden sich diese Erfahrungen gegenseitig ausgleichen. Die Bilder werden sich ergänzen, und das Kind lernt dadurch beide Alternativen kennen. Hatte aber der Vater nie Zeit für seine Tochter Anna, wird mit Sicherheit Folgendes geschehen.

Anna ist fünfundzwanzig und verheiratet. Ihr Mann sitzt zu Hause und arbeitet am Computer. Anna geht zu ihm und sagt: „Liebling, hättest du kurz Zeit für mich?" Seine Antwort: „Jetzt nicht, du siehst doch, ich mache gerade den Reisebericht der letzten Woche!" Die Reaktion von Anna wird in etwa sein: „Du liebst mich nicht, niemand kümmert sich um mich, ich bin allen egal!"

Wahrscheinlich entsteht in der Folge ein Streit, denn ihr Partner versteht nicht, wieso Anna sich plötzlich aufregt. Er kann nicht begreifen, warum seine Partnerin nicht so viel Verständnis für seine Arbeit aufbringt und er in Ruhe den Reisebericht fertig machen kann. Er weiß nicht, dass er mit seiner Aussage *„Jetzt nicht, du siehst doch*" bei Anna wieder dieses Angst verursachende Bild des Alleinseins, entstanden durch die oftmalige Zurückweisung, die sie durch ihren Vater erfahren hat, in Erinnerung gerufen hat.
Hätte Anna auch die Erfahrung häufiger gemacht, dass jemand Zeit für sie hat, würde sie diese scheinbare Zurückweisung leichter verstehen. Ihrem inneren Bewusstsein wäre dann die andere Seite ebenfalls bekannt, sie

hätte mehr Selbstvertrauen, und Zurückweisungen wären nicht so schmerzhaft für sie

- *Stellen Sie sich vor, Sie hätten bei Ihrer Zeugung einen großen weißen leeren Raum mitbekommen.*

In diesem Raum müssen Sie alle Ihre Lebenseindrücke und Erfahrungen in Form von Bildern an die Wand hängen. Die ersten Bilder stammen aus der Zeit Ihres Werdens im Mutterleib. Wohlige angenehme Wärme und Geborgenheit. Dann die Geburt mit allem, was darauf folgt, wie Hilflosigkeit, Ausgeliefertsein und vieles mehr.
Vielleicht die ersten Entzugserscheinungen. Kein Nikotin und kein Alkohol mehr über die Nabelschnur, und im Fläschchen ist auch nichts davon drinnen.

- *Wie schwer muss es einem Neugeborenen fallen, auf Alkohol und Nikotin zu verzichten, wenn die Erwachsenen es oft auch nicht können?*

Die ersten bewussten Wahrnehmungen. Ich konnte mich durchsetzen, ich habe mein Ziel erreicht oder auch nicht. Die unzähligen: „Du sollst nicht!“ „Das macht man nicht!“ „Das tut man nicht!“
Wenig Verständnis für Ihre damals noch stark ausgeprägte Fantasie und Kreativität. Und dann der Vater, der für Anna nie Zeit hatte. Die schmerzlichen, uns bewussten oder unbewussten Erinnerungen falscher Erziehung, falsch verstandener Liebe und gesellschaftlicher Rücksichtnahme bis hin zu Erziehungsfehlern, die volkswirtschaftlich gesehen unendlichen Schaden anrichten.

- *Wenn Sie alle Bilder, die Sie bis zum heutigen Tag gesammelt haben, betrachten, ergibt das eine ansehnliche Bildersammlung.*

Dabei ist zu beachten, dass Ereignisse, die sich wiederholen, nicht mehrfach als Bilder abgespeichert werden. Sie verstärken sich nur, sie werden größer und dominanter, sie werden zur konditionierten Erfahrung. Sie dominieren sozusagen unsere Bildergalerie. Achten Sie daher vor allen auf Ihre großen Bilder, die Angst oder andere beunruhigende Emotionen in Ihnen hervorrufen können.

- *Sollten Sie kein Bild in Ihrem Raum sehen, dann denken Sie nach, ob es in Ihrem Leben etwas gibt, wo ein Wort oder ein Gedanke genügt, und Sie werden glücklich, wütend oder bekommen Angst.*

Dann haben Sie Ihr erstes Bild gefunden, und Sie werden noch viele weitere finden, wenn Sie erst einmal zu suchen begonnen haben.
Da wir alle auf Grund dieser Bilder in einer scheinbar vorprogrammierten Art und Weise reagieren, ein ganzes Programm also ablaufen kann, möchte ich von einer Programmierung unseres Gehirns sprechen. Ein bestimmtes Ereignis löst bei uns immer die gleiche Reaktion aus. Wir können durch einen einzigen Gedanken wütend, traurig, fröhlich oder sonst etwas werden.

- *Ein einziger Gedanke kann unsere emotionale Stimmung vollständig verändern!*

Ein Bild, welches durch einen Gedanken, ein Wort oder eine Situation in uns hervorgerufen wird, ist für unseren Stimmungswechsel deswegen verantwortlich, weil es uns die gesamten Gefühle und die Erfahrungen zum Zeitpunkt seines Entstehens sofort wieder vermittelt und das vergangene Ereignis mit allen Gefühlen wieder nachempfinden können.

Neben den Bildern, die uns fröhlich und glücklich stimmen, gibt es bei vielen Menschen zu viele Bilder, die das Gegenteil bewirken. Die uns negativ beeinflussenden Bilder möchte ich in die Gruppen kurzzeitige Belastung und Dauerbelastung einteilen.

Wir finden in unserer Sammlung Bilder, die durch ihr Wachrufen eine kurzzeitige Angst, Zorn oder Furchtreaktion auslösen wie eine bestimmte, bereits einmal erlebte kritische Situation im Straßenverkehr oder die Erinnerung an eine unerfreuliche Begegnung mit einem unfreundlichen Menschen. Solche Bilder belasten uns und unsere Mitmenschen zwar bei jedem Auftauchen kurzzeitig, beeinflussen aber unser zukünftiges Leben nicht wesentlich.

Wir finden aber auch Bilder, die unser Leben maßgeblich und vor allem dauerhaft beeinflussen. Wir glauben an den Inhalt dieser Bilder und richten unser Tun und Handeln nach ihnen aus. Da wir an solche Bilder zweifelsfrei glauben, möchte ich sie als unsere Glaubensgrundsätze bezeichnen.

Die Grenze zwischen dem Glauben an eine Sache und einem Glaubensgrundsatz ist fließend. Ein Glaubensgrundsatz kann nur entstehen, wenn zuerst der Glaube an diese Sache vorhanden ist. Wird der Glaube an eine Sache in uns so fest, dass wir ihn über alle anderen Gedanken stellen, wir grundsätzlich daran festhalten und nicht abweichen wollen, wird er zum Glaubensgrundsatz.

Ob ein Teil unserer Lebenserfahrung, unserer abgespeicherten Bilder, gelegentlich zum Ärgernis für uns wird oder als Glaubensgrundsätze unsere Zukunft maßgeblich negativ beeinflussen, entscheiden nur wir selbst. Nur wir entscheiden, unter der Voraussetzung, dass wir uns die Bilder auch bewusst machen, wie wir mit für uns negativen Erfahrungen aus unserer Vergangenheit umgehen.

Die falsche Programmierung

Krankheit, Erfolglosigkeit, chronischer Geldmangel und nie wieder eine Beziehung sind nur einige Ergebnisse negativer Bilder und daher einer allem Anschein nach falschen Programmierung. Falsch wäre die Programmierung nur dann nicht, wenn Sie als erfolgloser Mensch an chronischem Geldmangel und an Krankheiten leiden möchten!

Unsere Mutter hatte bei jeder Wetteränderung Migräne. Hatte sie einmal keine Migräne, erzählte sie uns, dass auch ihre Mutter schon Migräne hatte. Die Tante Anna, ihre Schwester, hat auch Migräne. Alle in unserer Familie hatten Migräne, und ich würde sie wahrscheinlich auch bekommen, was sie mir, wie sie ausdrücklich betonte, aber nicht wünschte!
Heute bin ich fünfundzwanzig und sorge mich um meine zweijährige Tochter, aber nur dann, wenn ich nicht gerade Migräne habe. Ich hoffe nur, meiner Tochter bleibt die Migräne einmal erspart. Ich wünsche ihr nicht, dass sie das Gleiche wie meine Großmutter, Mutter und ich mitmachen muss mit dieser Migräne!

Wenn Sie es sich fest wünschen und im Geiste ausmalen, ein bestimmtes Ziel zu erreichen, werden Sie es auch erreichen. Ihr Glaube wird zur Realität. Sie wissen

dann ganz automatisch, was Sie tun müssen, um dieses Ziel zu verwirklichen.
Denken Sie einmal darüber nach, wie viele Ihrer für Sie wirklich wichtigen Träume schon in Erfüllung gegangen sind. Wenn unser Glaube uns zu positiven Zielen führt, können Sie mir einen plausiblen Grund nennen, wieso Sie nicht auch Migräne bekommen sollten, wenn Sie und Ihre Mutter es sich so sehr wünschten. Wenn Sie ein so riesiges Bild in Ihrer Sammlung haben, vielleicht sogar fest, wenn auch unbewusst daran glauben, dass es mit der Migräne so sein muss!

Mein Vater war nur ein Arbeiter. Bei den Schulaufgaben hat mir niemand geholfen. Das meiste in der Schule habe ich sowieso nicht verstanden. Ich bin halt zu dumm dafür.
Man soll sich schließlich mit dem zufrieden geben, was man hat und was man ist! Und übrigens, wen interessiert schon, was aus mir wird?

Hier könnte die falsche Programmierung bereits zu einem Glaubensgrundsatz geworden sein. Ein besseres Leben nicht zu verdienen oder am vermeintlichen Schicksal nichts verändern zu können, sind nur zwei Beispiele dafür.
Die Schuld auf andere abzuwälzen und keine Verantwortung für sein eigenes Leben zu übernehmen, prägen diese Aussagen und Gedanken und verstärken diese Programmierung auf jeden Fall noch. Eine falsche Bescheidenheit, fehlendes Selbstvertrauen und die Angst vor Veränderungen verhindern möglicherweise eine positive Weiterentwicklung.

Geld war in unserer Familie immer sehr knapp. Sparen war angesagt, um überhaupt über die Runden zu kom-

men. Andere Kinder hatten mehr, und wir wollten das auch. Auf die Frage, wieso wir nicht mehr Geld haben, bekamen wir Kinder die Antworten: „Geld verdirbt den Charakter!“ und „Reiche Menschen sind sowieso schlecht!“ Und das hörten wir mindestens einmal im Monat.

Mein Bruder ist heute erwachsen und arm geblieben, denn er wollte keinen verdorbenen Charakter. Ich bin ebenfalls arm geblieben, auch wenn ich noch so viel arbeite, aber ein schlechter Mensch bin ich nicht geworden!

Hier verhindert unsere innere Stimme, dass wir an unserer falschen Programmierung etwas verändern. Du willst ja ein anständiger Mensch bleiben, flüstert sie uns ins Ohr. Dadurch verlieren wir aber die Möglichkeit, jene Chancen wahrzunehmen, die es uns ermöglichen, einen vernünftigen Wohlstand aufzubauen.

Das Argument des unverdorbenen Charakters wird zur unbewussten Entschuldigung für unser eigenes Verhalten. Man gibt sich vielleicht mit weniger Einkommen zufrieden, als man bekommen könnte, würde man seinen eigenen Wert besser beurteilen oder seine Leistungen entsprechend steigern.

Ein wesentlicher Grund kann auch in der Schuldzuweisung liegen. Mein Arbeitgeber bezahlt nicht mehr, der Wohnungsvermieter verlangt eine unverschämt hohe Miete und letztlich ist die Regierung schuld, weil die Steuern zu hoch sind.

Oder man verdient durchaus genug, findet aber von unserem kleinen Männchen gesteuert immer wieder Möglichkeiten, sein Geld sinnlos auszugeben, denn Geld verdirbt ja schließlich den Charakter, also will man es auch nicht behalten.

Sechzehn Jahre meines Lebens habe ich für diesen Mann geopfert. Ich habe alles für ihn getan. Meinen Beruf aufgegeben, um auf die Kinder zu schauen. Ich habe für ihn gekocht, gewaschen und gebügelt. Bei der Hochzeit hat er mir ewige Treue versprochen. Und dann ist er mit diesem jungen Flittchen abgehauen. Ich habe die Nase voll von Männern. In meine Wohnung kommt mir kein Mann mehr. Wenn ich einen nur aus der Nähe sehe, wird mir schon schlecht!

Diese Frau wird von ihrer Einsamkeit fast erdrückt. Sie wünscht sich nichts sehnlicher als einen neuen Partner. Ihre innere Stimme aber möchte, dass es ihr jetzt im Augenblick gut geht und schildert ihr daher eindrucksvoll, welche Enttäuschungen und die damit verbundenen Schmerzen sie erwarten, wenn sie eine neue Beziehung eingeht.
Das schmerzliche Bild der Enttäuschung verhindert, vorgetragen von ihrer inneren Stimme, jede auch nur versuchsweise Annäherung an einen neuen Partner. Die Angst vor dem Schmerz einer neuerlichen Enttäuschung ist größer als der Schmerz der Einsamkeit. Damit wird aber auch die Möglichkeit vertan, eine neue positive Erfahrung zu machen.
Größer und besser konditionieren und abgespeichert könnten Bilder nicht sein. Diese Beispiele zeigen, wie unser Gehirn von anderen Menschen programmiert wird und wurde. Wie wir uns selbst täglich neu programmieren und welchen Einfluss diese Programmierung auf unser Leben hat.
Um solche Programmierungen zu verändern, können Sie nachstehende Schritten versuchen.

- Der erste Schritt ist der wichtigste, aber auch gleichzeitig der schwierigste. Sie sollten die Ursache, die Sie zu einem bestimmten Tun oder Denken veranlasst, herausfinden. Suchen Sie in Ihrer Bildergalerie. Versuchen Sie die Ursachen soweit wie möglich zu ergründen. Machen Sie eine Reise in Ihre eigene Vergangenheit. Diese Reise erleichtert Ihnen die nächsten Schritte.

- Als zweiten Schritt müssen Sie die Situation zur Kenntnis nehmen. Ich wurde von meinen Eltern vernachlässigt. Mir wurde eingetrichtert, reiche Menschen sind fies. Mein Mann hat mich wegen einer Jüngeren verlassen. Nehmen Sie diese Bilder ganz bewusst zur Kenntnis. Bei manchen Bildern wird es notwendig sein, die Situation und alle Gefühle von damals noch einmal bewusst zu durchleben. Halten Sie sich aber nicht zu lange damit auf. Sie sollen nicht in eine Depression fallen.

- Als dritten Schritt suchen Sie das andere Ende Ihrer Gefühle. Alles, wirklich alles hat zwei Seiten. Es ist immer möglich, negative Erfahrungen, andere wollen Sie ja nicht umprogrammieren, in positive abzuändern. Sie müssen nur das Positive, das Gute suchen.

- Der letzte Schritt ist, diese positiven Gedanken in Ihrem inneren Bewusstsein zu verankern und zu konditionieren. Tauschen Sie das negative Bild gegen das neue positive. Und Sie werden erleben, wie schnell Ihre innere Stimme eine andere Sprache spricht.

Bei der Migräne ist es sehr einfach. An die Worte Ihrer Mutter werden Sie sich noch erinnern. Nehmen Sie Ihre

Migräne zur Kenntnis und stellen Sie fest, wann Sie sie bekommen. Bei Wetterumschwung, bei Stress oder anderen Ereignissen. Suchen Sie die positive Seite. Ich freue mich auf eine Wetterveränderung, auf viel Arbeit, weil

Programmieren Sie Ihr inneres Bewusstsein in etwa: Ich freue mich auf viel Arbeit, ich bin stark genug sie zu erledigen und es geht mit sehr gut dabei. Vor allem aber bringt die viele Arbeit auch Überstunden, diese bringen Geld, und das kann ich besonders gut gebrauchen. Oder ist es nicht positiv, viel Geld zu haben?

Vermeiden Sie ganz bewusst die Worte Migräne und Schmerzen. Bei diesem Beispiel könnte es notwenig sein, um die Schmerzen wegzubringen, zusätzlich einen Arzt zu konsultieren oder Ihr Leben genauer zu durchforsten, um die wirkliche Ursache zu finden.

Die Ursache zu finden, wieso jemand kein Selbstwertgefühl hat, ist sicherlich schwieriger. Wenn Sie die Ursachen finden, nehmen Sie sie zur Kenntnis. Suchen Sie die positiven Seiten. Negativ ist: „Es hat sich nie jemand um mich gekümmert, die Schulaufgaben habe ich immer alleine machen müssen!“ Das Positive daran könnte sein: „Ich habe mir schon als Kind die Fähigkeit angeeignet, mich alleine im Leben zurechtzufinden!“

Die Ihnen gestellten Aufgaben haben Sie so gut Sie konnten gemeistert. Denken Sie daran, Sie haben Ihr Bestes Gegeben. Sie hätten es zu diesem Zeitpunkt nicht schlechter oder besser machen können. Sie haben also damals in der Schule, auch bei noch so schlechten Noten, Ihr Bestes gegeben. Programmieren Sie Ihr inneres Bewusstsein in etwa: Ich bin sehr selbständig, kann alleine alle Schwierigkeiten, die mir begegnen, meistern, habe immer mein Bestes gegeben und werde es auch immer tun. Ich bin ein wertvoller Mensch und verdiene es, geachtet und geliebt zu werden. Suchen Sie nach Erfolgen in Ihrer Vergangenheit, nach allen Ereignissen, die Sie besonders gut gemeistert haben. Schreiben Sie diese auf und denken Sie häufig daran, und Sie werden sehen, Ihr Selbstvertrauen wird zunehmen. Damit wird sich auch Ihr Leben verändern.

Die Ursache, wieso Sie mit Geld nicht umgehen können, es Ihnen durch die Finger rinnt, wird etwas später genau behandelt. Sollten Sie zu diesen Menschen gehören, können Sie sich aber bereits auf die Suche nach den Ursachen machen.

Die mit großer Enttäuschung endende Beziehung oder Partnerschaft hat, wie alle negativen Bilder, an denen zwei oder mehrere Personen als Handelnde beteiligt waren, einen hohen Schwierigkeitsgrad.
Es ist unsere Sache, wenn uns jemand eingeredet hat, reiche Menschen haben einen schlechten Charakter, dieses Vorurteil umzuwandeln. Wir brauchen nur diesen Glaubensgrundsatz, den der andere auch hatte, als falsch zu erkennen und unsere Einstellung zu Geld verändern. Wenn dagegen bei einer falschen Programmierung zwei Menschen als handelnde Personen beteiligt sind, wird die Gefahr der Schuldzuweisung wesentlich größer.
Vermeiden Sie jede Schuldzuweisung, dem Partner und sich selbst gegenüber. Sie haben beide ihr Bestes gegeben. Nehmen Sie die Situation zur Kenntnis. Erinnern Sie sich dann, wie Ihre Beziehung war. Beginnen Sie beim Kennenlernen, der ersten Begegnung. Sie werden sehen, es hat auch viele schöne Stunden gegeben. Entwickeln Sie eine Dankbarkeit Ihrem Partner gegenüber für diese schöne Zeit. Je mehr Positives Ihnen einfällt, umso schwächer wird die negative Erinnerung. Verzeihen Sie

sich selbst und Ihren Partner alle Fehler, die gemacht wurden.
Damit haben Sie bereits auch den dritten Schritt getan und sich positiv eingestellt. Durch das Verzeihen, das Wissen, Ihr Bestes gegeben zu haben, und die positiven Erinnerungen wird die Angst vor einer neuen Beziehung verschwinden oder zumindest wesendlich kleiner.
Zum Abschluss programmieren Sie sich in etwa: Ich bin es wert und habe es verdient, geliebt zu werden. Ich werde einen neuen Partner finden und ein glückliches und erfülltes Leben haben. Ich werde einen Partner finden, der meiner würdig ist, der mich versteht und meine Bedürfnisse erfüllt. Gestalten Sie daraus einen Traum, den Sie so lange träumen, bis er in Erfüllung geht. Malen Sie sich einzelne Szenen Ihrer zukünftigen Beziehung in Bildern aus. Durchleben Sie Ihre Zukunft und glauben Sie daran.

- *Es spielt letztlich keine Rolle, welche Technik Sie anwenden, um eine falsche Programmierung zu verändern, um negative Bilder aus Ihrem Gedächtnis zu entfernen. Wenn Sie daran nicht glauben, wird keine funktionieren!*

Vollständig löschen werden wir eine negative Programmierung, eine Erinnerung sowieso nie können. Wir können sie aber dadurch abschwächen, dass wir parallel dazu eine größere und dominierendere neue positive Erfahrung als Gegenpol aufbauen. Im Bedarfsfall wird dann unser inneres Bewusstsein auf die dominierendere positivere Erfahrung zurückgreifen. Nur so sind wir in der Lage, unser Leben in unserem Sinne zu verändern.
Bei manchen Bildern aber reicht es bereits, wenn wir nur unsere eigene Sichtweise ändern. Unser Denken und damit unseren Glauben an eine Sache verändern, um

damit unsere Lebenseinstellung und unser zukünftiges Verhalten zu verändern.
Das Verändern von negativen Programmierungen bedeutet aber auch das Abschwächen oder Ausschalten von bewussten und unbewussten Ängsten oder anderer unerwünschten Emotionen, die meist mit solchen Bildern verbunden sind. Dadurch verhindern wir automatisch, dass wir uns mit diesen Gefühlen beschäftigen, an diese Gefühle zu glauben beginnen und sie so zur Realität werden können.

- *Eine hilfreiche Erkenntnis, mit den unzähligen kleinen negativen Programmierungen fertig zu werden, ist das Wissen über die Machtlosigkeit der Vergangenheit.*

Die Vergangenheit hat nur so viel Macht über unser jetziges und zukünftiges Leben, wie wir ihr einräumen. Wenn wir keinerlei Schuldzuweisungen an Situationen der Vergangenheit tätigen, ihr nicht nachtrauern und nicht in ihr leben, hat die Vergangenheit keine Macht über uns. Je mehr wir uns gedanklich für unsere Zukunft interessieren, umso machtloser wird die Vergangenheit und damit auch die eine oder andere negative Lebenserfahrung.

- *Es ist nicht der Sinn unseres Lebens, ständig negative Bilder und Programmierungen auszulöschen. Vielmehr sollten wir lernen, wie wir verhindern, dass neue negative Bilder entstehen.*

Einen wesentlichen Anteil an der Qualität unserer zukünftigen Programmierung, an unseren zukünftigen Lebensbildern, haben unsere Glaubensgrundsätze. Da sie bestimmend für unseren Lebensweg sind, bestimmen sie auch, was wir zukünftig erleben und damit auch abspeichern.

Unsere Glaubensgrundsätze

Unser äußeres Bewusstsein braucht Orientierungspunkte. Wir lernen bereits als Kinder, uns an Dingen zu orientieren. Wir finden Orte, die wir einmal besucht haben, wieder, weil wir uns einzelne, meist markante Punkte wie Straßenkreuzungen, Gebäude oder Landschaften gemerkt haben. Sehen wir diese Punkte, wissen wir, dass wir am richtigen Weg zu unserem Ziel sind. Unser inneres Bewusstsein braucht ebenfalls Orientierungspunkte, damit wir uns im Leben nicht verirren.

- *Unser inneres Bewusstsein orientiert sich an unseren Glaubensgrundsätzen.*

Sie sind gleichzeitig Orientierungspunkte und Wegweiser für unser Leben. Unsere Glaubensgrundsätze bestimmen, welchen Weg wir im Leben gehen und wo wir ankommen.
Wenn Sie merken, dass Sie sich beim Wandern verlaufen haben, können Sie in Panik ausbrechen und planlos durch die Landschaft irren. Oder Sie suchen nach neuen, weithin sichtbaren Orientierungspunkten. Das können Berggipfel, der Stand der Sonne oder sonst etwas sein. Sie werden sich daran orientieren, bis Sie wieder in ein Ihnen bekanntes Gebiet kommen oder Ihnen jemand Hilfe zuteil werden lässt.

- *Wenn Sie feststellen, dass Sie dabei sind, sich im Leben zu verlaufen, sich bereits verlaufen haben, ist Ihnen ein Orientierungspunkt verloren gegangen.*

Das könnte durchaus ein Mensch gewesen sein, den Sie, oder dessen Liebe Sie verloren haben. Ein vermeintlicher Schicksalsschlag, der Sie aus Ihrer Lebensbahn geworfen hat. Aber auch ein Glaubensgrundsatz, der derart erschüttert wurde, dass Sie den Glauben daran verloren haben, kann zur Orientierungslosigkeit führen.

- *Wenn Sie nicht weiterhin herumirren und ein planloses Leben führen möchten, sondern ein neues Ziel ansteuern wollen, müssen Sie so schnell wie möglich einen neuen Glaubensgrundsatz finden.*

Sie könnten eines Tages aber auch feststellen, dass der Lebensweg, den Sie gehen, nicht mehr der ist, den Sie gehen möchten. Auch dann müssen Sie Ihre Glaubensgrundsätze ändern, um ein neues Lebensziel zu bekommen. Eine Veränderung in unserem Leben ist immer mit einer Veränderung eines oder mehrerer Glaubensgrundsätze verbunden. Wenn wir unsere Orientierungspunkte nicht verändern, verändert sich auch unser Weg nicht.

- *Unsere Glaubensgrundsätze sind keine Detailbeschreibung unseres Lebensablaufes. Sie sind Orientierungshilfen, die uns die Richtung weisen, in der sich unser Leben bewegt, weil wir oder unsere Erzieher es ursprünglich so gewollt haben.*

Ich meine, wir Menschen brauchen und haben in der Mehrzahl auch alle einen großen unumstößlichen Glaubensgrundsatz. Nach dem richten wir alle unsere anderen kleineren Glaubensgrundsätze aus. Sollte uns dann einmal ein kleiner abhanden kommen, können wir uns weiterhin an diesem großen Glaubensgrundsatz orientieren. Wir verlieren damit nie die Richtung, auch dann nicht, wenn wir ein absolutes Tief in unserem Leben durchmachen.

- *Ein großer Glaubensgrundsatz ist wie ein Rahmen, in dem sich unser Leben bewegt.*

Wir können mit unseren kleineren Glaubensgrundsätzen auch weitaus flexibler umgehen und unser Leben gelegentlich verändern, wenn wir innerhalb dieses Rahmens bleiben. Fehlt aber dieser große Glaubensgrundsatz, verhindert unser inneres Bewusstsein diese Flexibilität aus Angst vor der Orientierungslosigkeit.
Wir orientieren uns dann abwechselnd an unseren kleinen Glaubensgrundsätzen und führen damit ein eher unruhiges, unbeständiges Leben. Wir wissen nicht so recht, was wir mit uns und unserem Leben, mit unserer Zukunft anfangen sollen.

- *Wie bei vielen anderen Dingen im Leben auch, ziehen Glaubensgrundsätze Gleichgesinnte an.*

Wer einen großen positiven Glaubensgrundsatz hat, wird kaum kleine negative Glaubensgrundsätze in seiner Gedankenwelt finden. Der Nachteil dieses Mechanismusses ist, dass es auch im Negativen so funktioniert. Negative Glaubensgrundsätze ziehen weitere negative an. Menschen, die nach unserem Rechtsempfinden auf die schiefe Bahn geraten sind, also voll von negativen Glaubens-

grundsätzen sind, werden in ihrer Lebenseinstellung nur selten etwas Positives finden.
Unsere Glaubensgrundsätze zusammen ergeben unsere Lebenseinstellung, unsere Einstellung, die wir zu den Dingen des Lebens haben. Unsere Glaubensgrundsätze sind gleichzeitig aber auch das Ergebnis, das Produkt unserer Lebenserfahrung. Hier schließt sich der Kreis, denn unsere Lebenserfahrung ist abhängig von unseren Glaubensgrundsätzen, die letztlich bestimmen und zulassen, an was wir glauben.
Der Glaube an Gott ist genauso ausschlaggebend dafür, dass wir an Gott glauben, nichts Böses tun und etwas anderes zu glauben ablehnen, wie der Glaube an Geld und Macht dafür ausschlaggebend ist, dass wir an Geld und Macht und nicht an Gott glauben.

- *Unsere Lebenserfahrung ist im überwiegenden Maße das Produkt der an uns vollzogenen Erziehung in unserer Kindheit.*

Das Verhalten mancher Jugendlicher ist daher auch nur das Ergebnis ihrer Erziehung. Falsche oder mangelhafte Erziehung, fehlende und daher nicht vermittelte Orientierungspunkte mit Verboten oder Gesetzen ausgleichen oder verändern zu wollen, ist der größte Schwachsinn, den Erwachsene begehen können. Auch dann, wenn es sich dabei um fremdenfeindliches Verhalten handelt und die Erwachsenen sich Politiker nennen!
Der einzige Weg, der zum Ziel führt, heißt Möglichkeiten zu schaffen, an denen sich diese Menschen neu orientieren können. Sie zu motivieren, diese Möglichkeiten auch wahrzunehmen und ihnen dadurch die Chance zu geben, neue Glaubensgrundsätze zu formulieren und so ihr Leben in den Griff zu bekommen und es damit auch verändern zu können.

Die Voraussetzung dafür ist allerdings, diesen Menschen bewusst zu machen, welche Glaubensgrundsätze sie im Augenblick als Orientierungshilfe für ihr Leben benutzen und welche Folgen diese haben. Jeder Mensch glaubt an irgendetwas, und wenn er nur an die Sinnlosigkeit des Lebens glaubt.

- *Erst wenn Menschen sich ihrer Glaubensgrundsätze und der daraus resultierenden Folgen bewusst sind, sind sie auch in der Lage und gewillt, in ihrem Leben etwas zu verändern.*

Unsere Glaubensgrundsätze sind kein Produkt von Zufall oder Schicksal. Auch werden sie nur zu geringem Teil durch unsere Gene und unser Geschlecht beeinflusst. Von Geburt an temperamentvoll, zurückhaltend oder aufgeschlossen zu sein, sind einige vererbte Eigenschaften. Die unterschiedliche Weise, zu denken und zu fühlen, charakterisieren Mann und Frau. Gott hat Adam mitgegeben, sich für Eva verantwortlich zu fühlen. Eva hingegen hat ganz andere Aufgaben, wie Sie sicherlich wissen.

Unsere Glaubensgrundsätze beeinflussen, wie wir Gesehenes sehen, Gehörtes hören und letztlich als neues Bild abspeichern. Hier schließt sich wieder der Kreis. Neue Wahrnehmungen, wenn sie nicht unsere bestehenden Glaubensgrundsätze, also unsere Lebenseinstellung, bestärken und bestätigen, werden weitgehend abgelehnt. Das heißt, wir suchen meist nur nach einer Selbstbestätigung und wollen keine andere Sichtweise zulassen.

- *Wir suchen bevorzugt Bestätigungen für unsere Glaubensgrundsätze, um unser Tun vor uns selbst, aber auch vor den Mitmenschen zu rechtfertigen.*

Wir suchen uns daher auch Partner, Freunde und Glaubensgenossen, die ähnliche Glaubensgrundsätze haben. Dabei spielt es keine Rolle, ob unsere Glaubensgrundsätze aus eigenen Lebenserfahrungen stammen, von gehörten abgeleitet wurden oder ihren Ursprung in unseren Gedanken oder Gefühlen haben. Erlebtes, Gehörtes, Gedachtes oder Gefühltes haben sich so fest in uns verankert, dass wir zweifelsfrei daran glauben.

- *Wir sind überzeugt, dass unser Glaube an eine Sache das einzig Richtige und Wahre auf dieser Welt ist.*

Daher sind wir auch überzeugt, dass unser Tun und Handeln richtig ist. Bei manchen Menschen geht der Glaube manchmal so weit, dass sie gar nicht wahrhaben wollen oder können, dass es auch noch etwas anderes auf dieser Welt gibt als ihren Glauben an eine bestimmte Sache.
Wir unterscheiden auch nicht, ob unsere Glaubensgrundsätze positive oder negative Auswirkungen auf uns und unsere Mitwelt haben. Der Glaube an eine bestimmte Sache macht viele Menschen blind und taub gegenüber allen Einwänden und Ereignissen.

- *Die Glaubensgrundsätze der Menschen waren und sind ausschlaggebend für den Verlauf des Lebens des einzelnen Menschen und der gesamten Menschheit!*

Das Leben eines einzelnen Menschen kann durch einen Glaubensgrundsatz vollständig verändert oder beendet werden. Schuld an derartigen Situationen sind aber nicht die Glaubensgrundsätze. Sie sind nur das Ergebnis, die

Auswirkung. Die Ursache liegt immer in der vom Menschen jeweils durchlebten Vergangenheit. Glaubensgrundsätze entstehen nicht aus Jux und Tollerei, sondern finden nur in der Form Platz in unserem Leben, wie unsere Vergangenheit es zulässt. Wir können nur an etwas glauben, das in unserer Gedankenwelt auch seinen Platz hat. Wenn wir etwas noch nie gedacht haben, nicht daran glauben, kann es auch nicht zu einem Glaubensgrundsatz werden. Mangelndes Selbstvertrauen ist genauso eine Erziehungs- oder Erfahrungssache wie der Hass auf andere Volksgruppen. Die Erziehung oder Erfahrung hat erst in uns den Gedanken und damit den Glauben verankert.

***S**ie hatte eine wirklich gute Figur. Dann begann sie sich einzureden, sie sei zu dick. Der ausschlaggebende Grund war eine Aussage ihres letzten Freundes. Diese Bemerkung und das Ende ihrer Beziehung verstärkten in ihr den Drang, abzunehmen. Sie steigerte sich so in diese Vorstellung hinein, geschürt durch die Angst, keinen neuen Partner zu finden, dass sie zur Wahnvorstellung wurde. Sie verband, schlank zu sein sei mit dem höchste Glück, welches ihr widerfahren konnte.*

Vier Jahre später ist sie an Magersucht gestorben. Das Bild, zu dick zu sein, wurde zum ausschlaggebenden Glaubensgrundsatz. Ihr fehlte das notwendige Selbstvertrauen, um die Anspielung auf ihre Figur und das Ende ihrer Beziehung zu verkraften.
Das Ergebnis, die Konsequenzen, die unser Glauben an eine Sache mit sich bringt, wird zur Nebensache. Dass wir dabei oft uns selbst und anderen Menschen in zunehmendem Maße Schmerzen zufügen, merken wir bald nicht mehr, da wir uns sehr schnell sowohl an dieses Tun als auch an unsere eigenen Schmerzen gewöhnt haben.

- *Beunruhigend ist ebenfalls, dass ein einziger dominierender Glaubensgrundsatz nicht nur das Schicksal eines Menschen, sondern, wie uns die Vergangenheit gezeigt hat, auch das Schicksal ganzer Völker bestimmen kann!*

Ein einzelner Glaubensgrundsatz kann sich unter bestimmten Voraussetzungen wie eine Seuche ausbreiten und dadurch so dominierend werden, dass er das Denken und Handeln vieler Menschen beherrscht. Alle Angesteckten fixieren sich dann derart auf diese, ihrer Ansicht nach richtigen Lebenseinstellung und schüren die meist damit verbundenen Ängste oder den aufgestauten Neid und Hass so lange, bis sie sich selbst und ihren Mitmenschen unendlichen Schaden zufügen.

- *Einzelne Glaubensgrundsätze wurden so dominierend, dass Millionen daran glaubten und Millionen dafür ihr Leben lassen mussten.*

Nur wenn Mitmenschen rechtzeitig die Gefahr erkennen und es schaffen, diesen Glaubensgrundsatz auszulöschen, ist eine Hilfe möglich. Die Betroffenen selbst haben alleine keine Change mehr, ab einem bestimmten Zeitpunkt, ihre eigene Situation, Ihr Tun und Handeln zu beurteilen und wirksame Gegenmaßnahmen einzuleiten.

***E**r hatte eine beachtliche Karriere gemacht. Seine Aussagen in der Öffentlichkeit sind sehr medienwirksam. Wo er auftaucht, wird er zum Mittelpunkt des Geschehens. Es bereitet ihm tierische Freude, die Menschen zu schockieren. Die Meinung, die er kundtut, hat sich in ihm so dominant verankert, dass ihm die Konsequenzen völlig gleichgültig sind.*

Wenn wir einmal in eine emotionale Sackgasse hineingeraten sind, von einer Sache überzeugt sind und es nicht sehr schnell erkennen, wird ein Umdrehen immer schwieriger. Je weiter wir hineinkommen, umso unwahrscheinlicher wird es, den Weg wieder zurückzufinden. Dafür gibt es zwei Gründe. Einerseits wird das Erkennen unseres Irrweges immer schwieriger, weil sich unser Glaubensgrundsatz immer mehr festigt und keine andere Sichtweise zulässt.

- *Der Glaube, das Richtige zu tun und unseren Grundsatz nicht aufgeben zu wollen, verhindert die notwendige offene Sichtweise, unseren Irrtum auch zu erkennen.*

Gleichermaßen erhöht sich auch die Bereitschaft, uns selbst und unseren Mitmenschen jede Art von Schaden zuzufügen aus Angst davor, unser Gesicht zu verlieren, wenn wir unsere Meinung ändern. Genau diese schmerzhafte Erfahrung versucht unser inneres Bewusstsein uns auf jeden Fall zu ersparen.
Gut gemeinte Ratschläge, die Menschen aus ihrer emotionalen Sackgasse führen sollen, nutzen meist gar nichts. Jeder Widerspruch gegen ihr Handeln treibt sie noch weiter hinein. Sie finden mit jeder Aussage, die gegen ihr Handeln spricht, neue Argumente als Bestätigung für ihr Tun.

Unsere Nachbarn, wenn ich sie treffe, sprechen meist darüber, wie ungut es ist, dass wir so viele Ausländer in unserem Viertel haben. Man kann sich am Abend nicht mehr auf die Straße trauen. Man weiß ja nie, was einem alles begegnet. Ich habe Angst und würde am liebsten wegziehen. Noch lieber wäre mir aber, wir hätten keine Ausländer bei uns.

Fremdenfeindlichkeit und Fremdenhass sind kein Geburtsfehler, sondern eine Einstellung, die meist aus Ängsten, auf Grund fehlendem Wissen, durch Hörensagen entstanden ist. Wir haben uns nicht wirklich mit den uns fremden Menschen auseinander gesetzt. Wir haben nicht versucht, sie vorurteilsfrei kennen zu lernen, um uns eine eigene Meinung zu bilden. Die Ängste, und vielleicht sogar der Hass, beruhen auf Gehörtem, das wiederum wo gehört wurde.

- *Natürlich gibt es auch bei fremden Menschen schlechte, aber die gibt es bei uns genauso.*

Das Gespräch mit unseren Nachbarn, unseren Freunden, bringt uns ständig die Bestätigung, dass unsere Ansicht, unser Glaube richtig ist. Je öfter wir aber darüber sprechen und nachdenken, umso größer wird die Wahrscheinlichkeit, dass wir diesen Schwachsinn auch glauben und diese Einstellung zu unserem dominierenden, alles beherrschenden Glaubensgrundsatz wird!
Da wir uns dann nur noch in Freundeskreisen bewegen, die unseren Glaubensgrundsatz teilen, verstärkt sich unsere Einstellung zunehmend und weitet sich aus. Unsere Ansichten werden immer radikaler!
Damit aber lassen wir keine andere Sichtweise zu. Wir verbauen uns damit den Weg, eine andere Erfahrung machen zu können. Wir verhindern damit, dass eines Tages eine andere Wahrnehmung von unserem inneren Bewusstsein aufgenommen wird.
Wir haben uns damit selbst zwangsverpflichtet, ein Leben in Angst zu führen. Ein Leben in Angst vor einem vermeintlichen Gegner, der sehr leicht, wenn wir es nur

wollten, unser Freund sein könnte. Ein armseliges Leben in Angst, die keine wirkliche Begründung kennt.

Das Glaubensbekenntnis

Sollten Sie jetzt den festen Wunsch oder eine dringende Notwendigkeit verspüren, an Ihren Glaubensgrundsätzen etwas verändern oder korrigieren zu wollen, müssen Sie diese erst richtig kennen lernen. Dazu wird es notwendig sein, die eigenen Glaubensgrundsätze aufzuschreiben. Denken Sie nach und schreiben Sie alles auf, an was Sie so glauben. An Gott, Wohlstand, Geld, Gesundheit, Krankheit, den Tod und so weiter. Sie sollten dabei auch Ihre Ängste und Sorgen mit einbeziehen. Denn Angst und Sorgen bereiten uns nur Dinge, von denen wir glauben, dass sie auch eintreten könnten.

- *Machen Sie sich Ihre Glaubensgrundsätze vollständig bewusst!*

Finden Sie heraus, welcher Glaubensgrundsatz dominierend Ihren Lebensweg bestimmt. Suchen Sie den Rahmen, in dem sich Ihr Leben bewegt. Der Glaube an einen Gott, das Glaubensbekenntnis einer Religionsgemeinschaft kann durchaus der Rahmen Ihrer Glaubensgrundsätze sein, der Rahmen, in dem sich Ihr Leben bewegt. Den Spielraum, den Ihnen dieser Rahmen aber lässt, sollten Sie so gestalten, dass Ihre Bedürfnisse, Wünsche und Träume am ehesten erfüllt werden. Denn wäre diese freie Entfaltung des Menschen nicht auch der Wille Gottes, hätte er uns diese Möglichkeit erst gar nicht gegeben.

Wenn Ihr dominierender Glaubensgrundsatz aber nur mit irdischen Gütern zu tun hat, ist das auf jeden Fall auch in Ordnung. An etwas zu glauben bedeutet nicht, unbedingt etwas Göttliches mit einbeziehen zu müssen.

- *Der Glaube an eine Sache hat nichts mit dem Glauben an einen Gott zu tun!*

Wenn Sie Ihren dominierenden Glaubensgrundsatz gefunden haben, finden Sie heraus, welche Glaubensgrundsätze sich innerhalb dieses Rahmens befinden. Welche Glaubensgrundsätze Sie beeinflussen, gewisse Dinge zu tun oder eben nicht zu tun. Warum Sie sich in gewissen Situationen so und nicht anders, was vielleicht sinnvoller wäre, verhalten.
Wenn Sie aber der Meinung sind, Ihr Leben ist nicht von Ihren Glaubensgrundsätzen, sondern vom Schicksal oder Zufall abhängig, sollten Sie über die nachstehenden Zeilen ernsthaft nachdenken.

- *Wer an Schicksal, Zufall, Glück oder Unglück glaubt, macht gerade diese zu seinen Glaubensgrundsätzen.*

Solche Menschen glauben zweifelsfrei daran, dass ihr Leben vom Schicksal bestimmt wird, dass ihnen zufällig etwas Positives oder Negatives geschehen ist, weil sie gerade Pech oder Glück gehabt haben.
Wird das Schicksal oder der Zufall für einen Menschen zum großen dominierenden Glaubensgrundsatz, hat er jede Kontrolle über sein Leben aus der Hand gegeben. Nicht er bestimmt, was mit ihm geschieht, sondern die anderen, ihn umgebenden Menschen. Er wird vom nicht existierenden Zufall abhängig, warten, ob er vielleicht eines Tages Glück hat oder auch nicht, und jedes Ereig-

nis aus dieser Sichtweise interpretieren. Diese Lebenseinstellung hat nur einen einzigen Vorteil: Man ist selbst nie an einem Ereignis schuld, sondern immer das Schicksal!
Wenn Sie nicht zu diesen bedauernswerten Menschen gehören, die nur an ein Schicksal glauben, sollten Sie sich bewusst machen, was will ich in meinem Leben verändern. Welche Glaubensgrundsätze entsprechen nicht mehr meiner Vorstellung.

- *Überlegen Sie sich sehr genau, wie Ihr zukünftiges Leben ablaufen soll!*

Achten Sie darauf, dass keine Widersprüche entstehen, und suchen Sie sich vor allem einen dominierenden Glaubensgrundsatz. Schreiben Sie dann Ihr neues, eigenes Glaubensbekenntnis. Beachten Sie dabei Ihre Wortwahl. Mit „wünschen, wollen und hoffen" erreichen Sie gar nichts. Ihre neuen oder veränderten Glaubensgrundsätze müssen einer unumstößlichen Überzeugung entspringen. Sie müssen so davon überzeugt sein, dass Ihre Glaubensgrundsätze zu einem Teil von Ihnen selbst werden.

E*s gehört zu mir, anderen Menschen zu helfen, ein besseres Leben führen zu können!*
E*s gehört zu mir, gesund zu sein, erfolgreich zu sein, reich zu sein, geliebt zu werden!*

So formulierte Aussagen machen einen Glaubensgrundsatz zu einem fixen Bestandteil Ihres Lebens. Wenn etwas zu Ihnen gehört, ein Teil von Ihnen ist, dann glauben Sie auch daran, dass es so ist.
Ein Glaubensgrundsatz kann durchaus auch mit einer Vision verbunden sein. Es gibt unzählige Beispiele, wo

ein dominierender Glaubensgrundsatz, eine Vision das Leben von Menschen so stark beeinflusste, dass sie es ganz in den Dienst der Menschheit gestellt haben, ihre ganze Kraft und Energie aufwanden, um anderen Menschen zu helfen. Aber auch viele große berufliche Erfolge sind aus einer Kombination von Vision und Glaubensgrundsatz entstanden.

- *An was immer Sie auch glauben, nichts ist so schlimm und gefährlich wie Orientierungslosigkeit und Haltlosigkeit.*

Wir Menschen brauchen unbedingt Orientierungspunkte für unser Leben. Aber gerade bei jungen Menschen besteht die Gefahr, wenn ihre Erziehung danebengegangen ist, ihnen der Halt fehlt und sie ihre Grenzen nicht kennen, dass sie einen Orientierungspunkt nach dem anderen verlieren ihre Glaubensgrundsätze über Bord werfen und empfänglich werden für alles Verwerfliche und Abartige.
Wir alle sind angehalten, auch in unserem eigenen Interesse solchen Menschen zu helfen, eine neue Orientierung zu finden, sie dabei zu unterstützen, für sich selbst neue Glaubensgrundsätze zu definieren, indem wir ihnen neue Perspektiven zeigen und auch zugängig machen. Sie auszugrenzen und abzudrängen, steigert nur ihre Orientierungslosigkeit und macht sie für ihre Mitmenschen noch unberechenbarer!

Der Weg zur wahren Freiheit

Was sind Sie bereit, für Ihre Freiheit zu tun? Was bedeutet Freiheit für Sie? Bedeutet es für Sie unabhängig zu sein, selbst über Ihr Leben bestimmen zu können und niemandem Rechenschaft schuldig zu sein? Einfach tun und lassen können, was Sie wollen?

- *Freiheit bedeutet, unabhängig zu sein von Zwängen, die wir uns selbst auferlegt haben!*

Freiheit bedeutet, sein Leben nach seinen wahren Fähigkeiten zu gestalten. Aufgaben zu erfüllen, die Freude bereiten und anderen Menschen Nutzen bringen. Verantwortung zu übernehmen für sein Leben und das seiner Mitmenschen.
Freiheit bedeutet auch vorurteilsfrei zu sein, andere Menschen so sein zu lassen, wie sie sind. Wer Vorurteile hat, ist nicht frei. Freiheit bedeutet letztlich, alle Möglichkeiten zu nutzen, sich selbst zu verwirklichen.
Um sich selbst zu verwirklichen, aus seinem Leben das Beste zu machen, das möglich sein kann, ist es unbedingt notwendig, eine möglichst hohe Unabhängigkeit zu erlangen.

- *Unabhängigkeit bedeutet, frei zu sein von Zwängen, Lebensängsten, ungewollten Verpflichtungen und ungewollten Abhängigkeiten!*

Eine schwierige Aufgabe, wie es scheint, aber es ist möglich. Die Einschränkungen Ihrer Freiheit finden Sie in erster Linie in Ihrer Bildersammlung und in Ihren Glaubensgrundsätzen.

Selbstvertrauen

Die meisten Menschen wurden im Laufe ihrer Erziehung so programmiert, dass der natürlich angeborene Freiheitsdrang in zunehmendem Maße von unterschiedlichen Zwangsjacken eingeengt wurde. Ständig ist uns eingetrichtert worden, dies oder jenes tut man nicht. „Was sagen die anderen, wenn du dich so verhältst, was denken die Leute über dich, über uns?"
Mit dem Anlegen dieser Zwangsjacken wurde unser Potential an Kreativität und Phantasie eingeschränkt. Im Erwachsenenalter ändern wir dann meistens auch nichts mehr an dieser Situation und richten unser Verhalten nach unserer Erziehung aus.

- *Wir richten uns im Beruf, in der Partnerschaft und in der Freizeit danach aus, was unsere Mitmenschen von uns scheinbar erwarten!*

Da wir alle nach irgendwelchen kulturabhängigen Regeln erzogen wurden, erwarten wir innerhalb unserer Gesellschaft, unserer Kultur auch alle in etwa das Gleiche von unseren Mitmenschen. Auch dann, wenn es sich gegen unsere angeborenen Instinkte und Bedürfnisse richtet, es uns also durchaus bei näherer Betrachtung widerstrebt, so zu denken und zu handeln. Wir tun es trotzdem, weil wir uns verpflichtet fühlen, die scheinbaren Erwartungen der anderen zu erfüllen. Wir erwarten von anderen Menschen, und tun selbst Dinge auf Grund unserer Erziehung, die wir alle zusammen eigentlich nicht wollen, da diese Dinge unsere Freiheit einschränken. Wir sind oft nicht einmal in der Lage, den anderen mitzuteilen, was uns an ihm besonders stört oder uns besonders gut gefällt. Wir haben ebenfalls verlernt, mit unseren Gefühlen richtig umzugehen.

- *Einer der wesentlichsten Erziehungsfehler unserer kultivierten Gesellschaft ist das Anerziehen von Angst.*

Lapidare, oft überflüssige Aussagen unserer Erzieher, die uns anhalten, etwas nicht zu tun oder besonders vorsichtig zu sein, bringen uns bei, sich vor jeder Situation, vor jedem Tun zu fürchten. Wir lernen dadurch nicht in dem Ausmaß, wie es möglich und erwünscht wäre, mit neuen unbekannten Situationen umzugehen. Wenn wir dann trotzdem eine Veränderung durchmachen müssen, quasi hineingestoßen wurden, verspüren wir dabei oft unnötigerweise Angst.

- *Es ist ein Unterschied, ob wir uns vor Unbekannten, Fremden fürchten, oder diesem unbekannten Fremden mit entsprechender Vorsicht und Respekt begegnen.*

Wer Angst vor etwas hat, kann kein Selbstvertrauen entwickeln, weil das Ergebnis, auch wenn es positiv ist, von dieser Angst überschattet wird. Diese Angst verhindert auch, dass wir ständig neugierig versuchen, in unserem Leben Neues zu erforschen, neue Gefühle zu entdecken, neue Gedanken zulassen und damit positive Veränderungen herbeizuführen.
Wer bei vielen Dingen Angst verspürt, kommt daher auch häufiger in weitere Zwangssituationen. Die Angst, den Arbeitsplatz zu verlieren, die Kosten für den Lebensunterhalt nicht aufzubringen oder ohne Lebenspartner zu sein, wird zur Zwangsjacke. Wer sich aber in einer Zwangsjacke befindet, hat so wenig Spielraum für

seine Kreativität, dass es fast unmöglich ist, derartige Situationen sinnvoll zu meistern.

- *Derartige Ängste sind durch das Verändern der Sichtweise und der damit automatisch auftauchenden Zuversicht leicht zu meistern, da sie dann als neue Change, als eine Herausforderung wahrgenommen werden können!*

Um sich frei zu fühlen, ist es nicht nur notwendig, alle Zwangsjacken systematisch abzulegen, man muss auch verhindern, wieder neue angelegt zu bekommen. Der erste Schritt als eine Möglichkeit, die sich anbietet, ist, ein entsprechendes Selbstvertrauen zu entwickeln und parallel dazu auch seine Ängste abzulegen. Erst mit genügend Selbstvertrauen wird es Ihnen gelingen, alle Zwangsjacken loszuwerden und sich keine neuen überstreifen zu lassen.

- ***Selbstvertrauen hat, wer auf Grund seiner Vergangenheit, aus seiner eigenen Erfahrung heraus weiß, dass er auf sich selbst vertrauen kann und dadurch die Anforderungen der Zukunft meistern wird!***

Nur die Erfahrung aus der eigenen Vergangenheit, das Wissen über gelöste Schwierigkeiten, über alle Erfolge, die wir zu verzeichnen haben, geben uns die Kraft und die Zuversicht, auch die Zukunft in unserem Sinne zu meistern.
Wenn Sie Ihr Selbstvertrauen weiterentwickeln wollen, müssen Sie nicht nur jede Herausforderung annehmen, die Ihnen das Leben bringt. Sie müssen sich auf den Weg machen und von sich aus ständig neue Herausforderungen suchen, denn jede gemeisterte Herausforde-

rung erhöht Ihr Selbstvertrauen. Da es Herausforderungen wie Sand am Meer gibt und Sie nicht wissen, was Sie im Leben alles an Erfahrung noch brauchen können, nehmen Sie jede an, auch wenn es völlig widersinnig erscheint.

- *Es spielt keine Rolle, ob beim Bewältigen einer Herausforderung das Ergebnis auf Anhieb immer gleich positiv ist!*

Wichtig ist zuerst einmal, dass Sie es überhaupt versucht haben. War das Ergebnis positiv, haben Sie bereits gewonnen und wissen, Sie werden es in der Zukunft wieder Schaffen, wahrscheinlich sogar besser.
War das Ergebnis unbefriedigend, Sie haben ja Ihr Bestes gegeben, prüfen Sie die Ursache. Nehmen Sie die Verantwortung auf sich und stellen Sie fest, was Sie besser machen müssen. Korrigieren Sie Ihren Fehler und versuchen Sie es ein weiteres Mal, so lange, bis Sie ein positives Ergebnis haben.
Fehler zu machen ist kein Manko. Wir lernen von Kindheit an auch durch Versuch und Irrtum. Jeder Irrtum bringt uns dem erwünschten Ziel näher. Wer keine Fehler macht, keine Irrtümer begeht, tut auch nichts.

- *Ein Fehler wird erst zum Manko, wenn Sie ihn akzeptieren, anstelle ihn zu beseitigen, indem Sie die richtige Lösung suchen!*

Kleinkinder lernen zum Beispiel durch Versuch und den damit verbundenen Irrtum laufen. Würden wir als Kinder den ersten Irrtum, der uns auf die Nase fallen lässt, akzeptieren, anstatt es so lange zu versuchen, bis es klappt, würden wir uns alle noch krabbelnd fortbewegen.

Als Kinder beginnen wir laufen zu lernen, weil wir selbst es wollen. Unsere Eltern geben uns nur die notwendige Unterstützung dazu. Eines Tages können wir dann wirklich laufen und stellen fest:

- *Ich wollte, und ich konnte!*

Zu dieser Einstellung, zu dieser Erkenntnis können Sie nur kommen, wenn Sie etwas selbst wollen. Wenn es Ihre freie Entscheidung war, etwas Neues auszuprobieren. Dabei spielt es keine Rolle, ob Sie von jemandem dazu motiviert oder angehalten wurden, es muss nur letztlich Ihr freier Wille, Ihre Entscheidung gewesen sein.

- *Ich wollte, aber konnte nicht!*

Sollten Sie beim ersten Versuch nicht das gewünschte Ergebnis zu Stande bringen wird es Ihnen leicht fallen den Versuch zu wiederholen, denn es war einzig und alleine Ihre Entscheidung, die Sache auszuprobieren. Auch beim Laufen lernen waren ja, das sagt Ihnen Ihre eigene Erfahrung, mehrere Anläufe und Versuche notwendig. Es ist für uns Menschen relativ einfach, etwas so lange zu probieren, bis es funktioniert, wenn die Initiative von uns selbst ausgeht.

- *Ich wollte nicht, musste aber und konnte!*

Es wird schon weitaus schwieriger, wenn Sie etwas tun müssen, was Sie eigentlich nicht tun wollten. Sie werden dagegen einen Widerstand aufbauen, sich innerlich sträuben und sich vielleicht sogar genötigt vorkommen. Die dabei automatisch entstehende Angst vor dem Versagen macht es dann noch weitaus schwieriger, ein zufrieden stellendes Ergebnis zu erreichen, als wenn Sie es freiwillig versucht hätten.

- *Bei derartiger Vorgangsweise sind auch positive Ergebnisse mit dem Beigeschmack des Müssens behaftet!*

Wenn es dann aber noch schief geht, wird es durch dieses Müssen für Sie fast unmöglich, den danebengegangenen Versuch zu wiederholen. Solche Wiederholungsversuche werden von erwachsenen Menschen meistens mit der Begründung, es sowieso nicht gewollt zu haben, abgelehnt. Versuchen Sie einmal darüber nachzudenken, herauszufinden, wie es Kindern dabei geht, wenn sie zu derartigem Handeln gezwungen werden und ein Widerspruch ihrerseits nicht geduldet wird.

- *Ich wollte nicht, musste aber, und ich konnte nicht!*

Wenn mit Ihnen das geschieht, ist nicht nur Ihr Selbstvertrauen auf einem absoluten Tiefpunkt angelangt. Sie haben sich mit Sicherheit zumindest aus Ihrer eigenen Sichtweise ziemlich blamiert. Sie werden es kaum wagen, Gleiches oder Ähnliches nochmals zu versuchen. Dadurch können Sie aber immer mehr ins Abseits geraten. Andere Menschen, aber vor allem Sie selbst halten sich dann zunehmend für einen Versager, der sowieso nichts zu Stande bringt.

- *Um derartigen Situationen vorzubeugen, sollten Sie Herausforderungen annehmen, bevor sie zu einer Muss-Situation werden!*

Sich davor einfach nur zu drücken, ändert nichts an der Tatsache, dass Sie es nicht konnten. Auch dann nicht, wenn Sie noch so fest und glaubhaft behaupten, Sie wollten nur nicht. Es macht für die Entwicklung Ihres Selbstvertrauens keinen Unterschied, ob Sie etwas nicht tun, weil Sie es nicht können und sich daher einreden, es nicht zu wollen oder es nicht tun, weil Sie Angst vor dem Versagen haben.
Einige Beispiele von Herausforderungen, die Sie auf jeden Fall annehmen sollten, sind:

- *Lernen Sie frei und ungezwungen sprechen, auch vor größeren Gruppen, Ihnen unbekannter Menschen. Nutzen Sie jede Gelegenheit dazu.*

Unabhängig von Ihren Lebenszielen werden Sie eines Tages in die Situation kommen, eine Ansprache, eine Rede halten zu müssen. Auch wenn es sich dabei nur um eine Familien- oder Firmenfeier handelt, sollten Sie sich trauen zu sprechen. Sie sollten es vor allem auch einigermaßen gut machen, denn schließlich kennen Sie ja alle.

- *Lassen Sie sich von Menschen nichts aufzwingen, was Sie nicht wollen, oder gefallen, was Ihnen unangenehm ist. Sagen Sie Ihre Meinung im höflichen, aber bestimmten Ton, wenn eine Verkäuferin Sie ignoriert, die Suppe zu kalt und der Kellner unfreundlich ist. Tun Sie es aber nur, wenn Sie wirklich im Recht sind.*

Jedes Mal, wenn etwas mit Ihnen geschieht, das Sie verärgert, wo Sie sich zurückgesetzt fühlen, und Sie tun dagegen nichts, wird Ihr Selbstvertrauen geschmälert. Der Eindruck, dass andere Menschen mit Ihnen machen können, was sie wollen, verstärkt sich dadurch automatisch. Ihre Unsicherheit steigt, was für andere Menschen durchaus spürbar und im Extremfall sogar sichtbar wird. Genau diese Menschen werden dann Ihre Unsicherheit ausnützen und mit Ihnen machen, was sie wollen.

- *Lernen Sie nein sagen, wenn mit Ihnen etwas geschehen soll, das Sie nicht akzeptieren wollen!*

Ich erinnere mich an eine für mich letztlich sehr amüsante Geschichte. Mein Zahnarzt hatte seine Praxis geschlossen, und ich musste einen neuen, mir unbekannten Arzt aufsuchen. Bevor mich irgendjemand gefragt hatte, warum ich eigentlich gekommen sei, ich hatte den Arzt noch nicht zu Gesicht bekommen, wurde ich von der Assistentin in einen Raum geführt. Dieser stellte sich als Röntgenraum heraus. Sie wollte, wie sie es wahrscheinlich mit allen neuen Patienten gemacht hat, ein Röntgenaufnahme meiner Zähne machen. Da ich keinen Grund dafür sah, ließ ich es nicht zu. Die Assistentin blickte mich derartig erstaunt an, dass ich überzeugt war, der erste Patient zu sein, der die Röntgenaufnahme verweigerte. Ihr erstauntes Gesicht und ihre Antwort werde ich nicht so schnell vergessen.

- *Alles, was Sie schon einmal insgeheim machen wollten, tun Sie es, jetzt.*
Erfüllen Sie sich Ihre
„Eigentlich wollte ich schon lange einmal!“
„Ich würde, möchte gerne!“ - Wünsche.

Mit der Erfüllung dieser Wünsche könnte Ihr Selbstvertrauen ebenfalls bedeutend anwachsen, denn Sie haben sich vielleicht Ihre Wünsche bis jetzt nicht erfüllt, weil Sie sich nicht getraut haben.

Selbstvertrauen heißt aber auf keinem Fall, arrogant oder unhöflich zu sein, die eigene Meinung um jeden Preis äußern zu müssen und überall aufzufallen. Verständnis für die anderen Menschen aufzubringen und ihre Fehler zu akzeptieren, bedarf eines weitaus größeren Selbstvertrauens.
Wenn Sie wissen, Sie trauen sich Ihre Meinung zu sagen, und Sie tun es nicht oder nur in angemessener Weise, haben Sie bereits gelernt, Ihre Emotionen unter Kontrolle zu halten. Vor allem aber stärkt es Ihr Selbstvertrauen durch das Wissen, eine geistige Größe zu haben, die diese Toleranz zulässt.
Solange es Ihnen aber am umfangreichen Selbstvertrauen fehlt, haben nicht nur Sie Schwierigkeiten damit, sondern auch Ihre Mitmenschen in Familie und Beruf.

***D**er Geschäftsführer des Unternehmens war durchaus gebildet und wusste viel. Eigentlich hätte er seine Aufgabe bestens erfüllen können, wäre da nicht das Problem mit starken, erfolgsbewussten Frauen. In ihrer Nähe wurde er unsicher, was er sich natürlich nicht anmerken ließ. Um seine Macht zu demonstrieren, kritisierte er alles, was seine Abteilungsleiterinnen taten. Das Betriebsklima entwickelte sich zunehmend zu einer Katastrophe. Hätte er genügend Selbstvertrauen, könnte er die Stärke dieser Frauen leicht akzeptieren und diese zum Vorteil des Unternehmens nutzen. Mit Männern hat er das Problem nämlich nicht.*

Unser Selbstvertrauen sollte möglichst viele Situationen des Lebens umfassen. Wir sollten auf möglichst allen Gebieten so viel Sicherheit haben, dass wir uns entsprechend bewegen können. Es genügt nicht, nur in einigen Bereichen genug Selbstvertrauen zu haben.

Die Ursache, wieso wir uns in manchen Bereichen schwer tun, kann in einer falschen Programmierung zu finden sein. Im oben beschriebenen Beispiel könnte eine sehr dominierende Frau in der Kindheit des Geschäftsführers an seinem Verhalten schuld sein. Nur durch das Erkennen der Ursache ist eine Beseitigung einer derartigen Schwachstelle möglich.
Da manche Menschen nicht gewillt oder in der Lage sind, diese Schwachstellen zu beseitigen, bleibt ihr Selbstvertrauen meist auf einer sehr niedrigen Stufe stehen. Sie entwickeln dann häufig anstelle eines unerschütterlichen nur ein gekünsteltes Selbstvertrauen. Dieses nur scheinbare Selbstvertrauen ist auf Grund ihres Verhaltens leicht zu erkennen.

- *Wer sich ständig in den Vordergrund drängt, überall auffallen muss, sich selbst besonders wichtig nimmt, hat kein wirkliches Selbstvertrauen.*

Diese Menschen sind auch nicht in der Lage, Fehler einzugestehen. Sie reagieren auf durchaus gerechtfertigte kritische Äußerungen ihrer Mitwelt meist sehr erbost. Sie fühlen sich oft schon bei allgemein gültigen Äußerungen persönlich angegriffen.

Ich war Teilnehmer an einem Seminar. Bereits als er hereinkam, machte er sich lautstark bemerkbar. Wenn es eine Diskussion gab, sprach er mehr als alle anderen. Oft waren seine Fragen nicht von hoher Intelligenz, trotz seines Auftretens und seines akademischen Grades. Jeden aufmerksamen Beobachter wurde klar, er hatte ein sehr hohes Geltungsbedürfnis.

Ein hohes Geltungsbedürfnis ist ein Zeichen von fehlendem Selbstvertrauen. Wahres Selbstvertrauen macht es nicht erforderlich, sich zur Schau zu stellen. Wer wirklich auf sich selbst vertrauen kann und weiß, dass er alle zukünftigen Herausforderungen meistern wird, hat es nicht notwendig, ständig zu beweisen, wie toll oder gut er ist. Im Bedarfsfall merken es die Mitmenschen ganz automatisch, wenn er seine Erfahrung einsetzt, ohne viele Worte zu machen.
Beginnen Sie mit einer Reise in Ihre Vergangenheit. Erinnern Sie sich daran, welche Herausforderungen des Lebens Sie schon gemeistert haben. Schreiben Sie sich auf, was Ihnen schon alles vorzüglich gelungen ist, wo Sie besonders erfolgreich waren. Denken Sie darüber nach, welche Tiefs Sie in Ihrem Leben schon überwunden haben und wie Sie mit diesen Herausforderungen umgegangen sind.

- *Alles, was Sie bereits einmal bewältigt haben, stärkt Ihr Selbstvertrauen.*

Stoßen Sie auf nicht so erfreuliche Erlebnisse, denken Sie daran, Sie haben damals Ihr Bestes gegeben. Wenn die Möglichkeit besteht, versuchen Sie die Herausforderung von damals jetzt zu lösen. Sie sind in der Zwischenzeit reifer und erfahrener geworden.
Mit dem Wissen über Ihre Leistungen aus der Vergangenheit wird es Ihnen leichter fallen, neue Herausforderungen anzunehmen. Ihr Selbstvertrauen wird steigen, und Sie werden immer seltener Angst vor der Zukunft haben. Ihre Zwangsjacken werden mit jeder neuen Erfahrung lockerer und damit Ihr Bewegungsfreiraum größer und Ihre Ängste kleiner.

Die Meinung der anderen

Wenn Sie genug Selbstvertrauen entwickelt haben, wird die Meinung der anderen Menschen für Sie nicht mehr so wichtig sein. Nicht gemeint ist damit ein ehrliches Feedback, denn dieses ist notwendig, um uns im Leben orientieren zu können. Die Meinung der anderen über allgemeines schlechtes Benehmen, sollte jemand so etwas an den Tag legen, hat damit auch nichts zu tun. Vielmehr gemeint ist die Meinung anderer über Ihre Person, Ihr Tun und Handeln, Ihre Lebenseinstellung und Ihre Glaubensgrundsätze.

Seine Frau bei der Hausarbeit zu unterstützen, war für Franz selbstverständlich. Die Abende zu Hause, mit ihr und dem Baby zu verbringen auch. Dass seine Freunde ihn deswegen andauernd aufzogen mit der Bemerkung, er sei ein Pantoffelheld, störte Franz zunehmend mehr. Die Entscheidung, abends zu Hause zu bleiben und nicht mit seinen Freunden durch die Stadt zu ziehen, fiel Franz daher immer schwerer. Ging er dann einmal mit, machte es auch keinen richtigen Spaß. Zuerst hänselten ihn seine Freunde, weil er ausnahmsweise einmal, wie sie sagten, dem Pantoffel seiner Frau entkommen war. Dann kam das schlechte Gewissen, seine Familie alleine gelassen zu haben.

Hätte Franz genügend Selbstvertrauen, wäre ihm die Meinung seiner Freunde ziemlich gleichgültig. Mit einem entsprechenden Selbstvertrauen könnte er auf unterschiedliche Weise reagieren. Er könnte seinen Freunden nahe legen, sollten sie auf seine Freundschaft weiterhin Wert legen, die Späße zu unterlassen, ihn wegen seines Familienlebens aufzuziehen. Er hätte aber auch die Möglichkeit, den Spaß zu akzeptieren und mit ihnen darüber zu lachen, sie einfach nicht ernst zu nehmen.

Franz fehlte aber das Selbstvertrauen, und die Meinung seiner Freunde erschien ihm wichtig, denn er wollte ihrem Spott nicht ausgesetzt sein. So ließ er seine Familie abends immer öfter alleine. Wenn er dann einmal zu Hause war, gab es deswegen Streit. Seine Frau wollte, dass er zu Hause bleibt. Da er Streit aber nicht ausstehen konnte, ging er wieder zu seinen Freunden.

Ob die beiden noch verheiratet und glücklich sind, dürfen Sie, sehr geehrter Leser selbst entscheiden.
Wir tun sehr oft etwas, nur weil unsere Mitmenschen es von uns erwarten. Wir lassen uns überreden, etwas zu tun, von dem wir nicht überzeugt sind oder sogar wissen, dass es nicht gut für uns ist. Wir tun es nur, weil wir nicht als Schwächling, Feigling oder Versager dastehen möchten. Dabei übersehen wir, dass nein zu sagen mehr Mut und Selbstvertrauen erfordern würde als nachzugeben.
Es wird für uns daher zu einer großen Befreiung, wenn die Meinung der anderen Menschen an Gewicht verliert. Wenn es nicht mehr wichtig ist, was die Nachbarn über unseren Garten denken, weil wir nicht jedes Unkraut entfernt haben. Wenn wir uns nicht immer wieder modische Kleidung kaufen müssen wegen der spitzen Bemerkungen unserer Arbeitskollegen.
Es ist aber genau so wichtig, darüber hinweghören zu können, wenn jemand über unsere Lebenseinstellung, unsere Glaubensgrundsätze abwertende Bemerkungen macht. Wenn uns jemand wegen unseres Denkens und Handelns kritisiert und vielleicht noch erwartet, dass wir uns deswegen verändern.

- *Die Meinung der anderen hat dann ihr Gewicht verloren, wenn Sie Ihr Leben nach Ihren Vorstellungen gestalten, ohne auf irgendwelche persönlichen Meinungen anderer Menschen* ***zwanghaft*** *Rücksicht zu nehmen.*

Damit soll aber auf keinen Fall zum Ausdruck gebracht werden, dass die Meinungen unserer Mitmenschen uninteressant, unwichtig oder sinnlos sind. Sie sind Bestandteil unseres Lebens. Sie sind für uns eine ständige Orientierungshilfe, ein Feedback, das wir brauchen, um unseren momentanen Standort bestimmen zu können.
Die Meinung unserer Mitmenschen ist aber bestimmt nicht dazu da, uns zu zwingen, unsere Lebensrichtung, unsere Glaubensgrundsätze zu verändern. Es liegt einzig und alleine bei uns, zu prüfen und zu entscheiden, ob wir noch auf unserem Weg sind oder nicht.

- *Es ist ein Unterschied, ob wir die Meinung unserer Mitmenschen akzeptieren, uns an diesen Meinungen orientieren, oder wir durch sie zu zwanghaften Handlungen veranlasst werden!*

Eine rotes Kleidungsstück anzuziehen, weil der Partner es möchte, ist schon in Ordnung, solange für Sie kein bewusster oder unbewusster Zwang dahinter steht. Zur Zwangshandlung wird es, wenn Sie das Kleidungsstück entgegen Ihrer inneren Überzeugung trotzdem tragen.

- *Zur Zwangshandlung wird es auch dann, wenn Sie sich diesen Zwang aus Rücksichtname auf Ihren Partner selbst auferlegt haben.*

Modische Kleidung zu tragen ist genau so in Ordnung wie seinen Garten zu pflegen, solange Sie sich damit

selbst identifizieren. Solange diese Handlungsweise Ihren Glaubensgrundsätzen entspricht.
Wenn Sie es nur aus Rücksichtname auf die anderen tun, um Anspielungen, Auseinandersetzungen bis hin zu Ärger zu vermeiden, wird es zu einer Zwangshandlung.
Es wird aber auch für den Menschen zur zwanghaften Handlung, der bestrebt ist, dass Sie Ihr rotes Kleidungsstück tragen oder Ihren Garten in Ordnung halten. Hinter seiner Bemühung, sein Ziel zu erreichen, seine Ansicht durchzusetzen, steht so lange ein Zwang, der ihn belastet, bis Sie tun, was er will.
Immer wenn wir wollen, dass jemand unbedingt etwas tut, wir unsere eigene Vorstellung von einer Sache durchsetzen wollen, wird dieser Umsetzungsgedanke zu einem Zwang für uns selbst.

- *Frei von Zwängen werden Sie erst sein, wenn Sie die anderen Menschen so akzeptieren, wie sie sind!*

Wenn Sie aufhören, anderen Menschen Ihre Meinung, Ihre Lebenseinstellung aufzudrängen. Wenn Sie ohne Druck auszuüben akzeptieren, dass Ihr Partner kein rotes Kleidungsstück tragen möchte, Ihr Nachbar keinen Mustergarten hat und der Wert eines Menschen nicht von der neuesten Mode abhängig ist, die er trägt, werden Sie selbst frei von Zwängen sein.

- *Wir alle müssen lernen, dass vieles nicht so wichtig ist, wie es im ersten Augenblick scheinen mag!*

Wenn Sie das verstanden haben, werden Sie auf einmal begreifen, wie oft Sie wegen sinnloser Kleinigkeiten endlose Diskussionen geführt haben, ihre Mitmenschen

verärgert und sich selbst erzürnt haben an Dingen, die diese Aufregung gar nicht wert waren.
Wenn Sie lernen, den Meinungen der anderen und Ihren eigenen Meinungen nur mehr den Wert beizumessen, den diese Meinungen wirklich haben, werden Sie sich in Ihrem Leben weitaus befreiter bewegen können.

Es gibt nicht die Wahrheit

Unsere gesamte Wahrnehmung wird, wie schon mehrfach in diesem Buch erwähnt, von unseren Glaubensgrundsätzen und unseren abgespeicherten Bildern beeinflusst. Wir sehen nur das, was wir sehen können, was unser inneres Bewusstsein zulässt. Daraus lässt sich der Schluss ableiten, jeder Mensch hat seine eigene, völlig individuelle Wahrnehmung.
Daher kann es die Wahrnehmung, die allgemein gültige, für alle Menschen gleiche Wahrnehmung nicht geben. Es gibt also nur die individuelle Wahrnehmung, was weiter zum Schluss führt, dass es die allgemein gültige Realität auch nicht gibt.

- *Die Realität existiert nur in unserem Gehirn und ist das Abbild unserer individuellen, von unseren Glaubensgrundsätzen zugelassenen Wahrnehmung.*

Um diese Feststellung zu untermauern, möchte ich Ihnen mit den nachstehenden Beispielen zeigen, dass ganz alltägliche Ereignisse von uns völlig unterschiedlich aufgenommen, interpretiert und als Bilder abgespeichert werden, wir von den gleichen Erlebnissen oder dem gleichen

Gegenstand sprechen und völlig andere Empfindungen und Vorstellungen dabei haben. Was letztlich bedeutet, dass beim Eintreten einer gleichen oder ähnlichen Lebenssituation bei jedem Menschen völlig andere Verhaltensweisen vom inneren Bewusstsein vorgeschlagen werden, wir daher darauf wieder unterschiedlich reagieren und so die Vielfalt des Lebens entsteht.

Sie: *Unser letzter Urlaub war fantastisch. Weißer Strand, so weit das Auge reichte, Palmen und ein warmes Meer. Vor allem aber die herrliche Ruhe und viel Sonne. Und abends das fantastische Essen und das viele Obst.*
Er: *Nichts als Langeweile, keine Möglichkeiten, Sport zu betreiben, wie ich es möchte. Überall Sand und nichts als Sand und dieser fürchterliche Sonnenbrand. Und abends immer das gleiche Buffet und ganzen Tag nichts als Obst.*
Die Tochter: *Eigentlich war es ganz nett. Nur gut aussehende junge Männer gab es zu wenig. Ein wenig fad war es schon.*

Eine Familie, ein gemeinsamer Urlaub und drei Sichtweisen. Drei unterschiedliche Wahrnehmungen, die bei der nächsten Urlaubsplanung als Erfahrungsmuster ihre Auswirkung haben werden.

Z*wanzig Kursteilnehmer saßen in einem von mir geleiteten Seminar, bei dem am Ende eine Bewertung des Vortragenden durchgeführt werden musste. Alle Teilnehmer mussten zu vorgegebenen Fragen in schriftlicher, anonymer Form die Noten „sehr gut“ bis „nicht genügend“ vergeben. Der Notendurchschnitt, den ich erhielt, bewegte sich zwischen „sehr gut“ und „gut“. Nur von ei-*

nem einzigen Kursteilnehmer bekam ich auf alle Bewertungsfragen ein „nicht genügend“!

Dieser Kursteilnehmer war der deutschen Sprache mächtig und hatte auch sonst keine abweichende Schulausbildung. Er hatte nur eine völlig andere Sichtweise auf Grund einer völlig anderen Lebenserfahrung. Er konnte sich mit dem von mir vorgetragenen Inhalten überhaupt nicht identifizieren.
Da wir von einer gleichen Situation völlig unterschiedliche Wahrnehmungen haben, unsere wahrgenommene Realität völlig unterschiedlich ist, kann es auch die Wahrheit nicht geben.

- *Wir empfinden als wahr, was wir wahrhaben wollen, weil es unseren Glaubensgrundsätzen und unserer Lebenseinstellung entspricht.*

Die Welt, so wie wir sie sehen, existiert nur in unserem Kopf, entsprechend der von uns zugelassenen Wahrnehmung, entsprechend unserer Glaubensgrundsätze. Denken Sie einmal darüber nach, was diese Erkenntnis für Sie bedeuten kann!

- *Jetzt werde ich Ihnen einmal die Wahrheit sagen!*

  In Wirklichkeit ist die Wahrheit ganz woanders zu suchen!

  Diese von uns vorgeschlagene Art zu leben ist die einzige, die Sie glücklich machen wird!

  Wenn Sie meinen Empfehlungen folgen, werden Sie ein glückliches Leben führen!

Für mich bedeutet die Erkenntnis, dass es die Wahrheit nicht gibt, dass alles, was mir Menschen mitteilen, nur ihrer eigenen Lebenseinstellung, ihren Glaubensgrundsätzen entspricht. Auch dann, wenn sie noch so sehr betonen, dass sie die Wahrheit kennen, wissen, was im Leben Sache ist, sie mir nicht die Wahrheit, sondern nur ihre eigene Wahrheit mitteilen. Ob ich diese Wahrheit auch als wahr empfinde, hängt von meinen Glaubensgrundsätzen und von meiner Bereitschaft, anderes ernsthaft anzuhören und vielleicht sogar zu akzeptieren, ab.

- *Dies bedeutet aber auch, dass es für ein erfolgreiches erfülltes Leben kein allgemein gültiges Kochrezept gibt und geben kann!*

Dass kein Buch, kein Seminar, keine Idee den Anspruch erheben kann, für alle Menschen **DIE LÖSUNG** anbieten zu können.
Sie können sich nur aus möglichst vielen Vorschlägen jene Einzelheiten herausnehmen, die für Sie stimmig sind, bei denen Sie das Gefühl haben, dass sie zu Ihren Glaubensgrundsätzen passen.
Sie sollten vor allem nur Vorschläge annehmen, welche Sie auch verstanden haben. Nur wenn Sie begriffen haben, was mit einer bestimmten Aussage gemeint ist, und sehen, welche Auswirkung das auf Ihr Leben haben wird, sollten Sie versuchen, diesen Vorschlag umzusetzen!
Sie können natürlich auch zu völlig neuen Erkenntnissen gelangen und dadurch in die Situation kommen, einen Ihrer Glaubensgrundsätze ändern zu wollen. Tun Sie es erst, wenn Sie diese Erkenntnis ausführlich genug ge-

prüft, in sich selbst hineingefühlt haben, überzeugt sind, das Richtige zu tun.

Geld, als Teil der Freiheit

Die Erfüllung unserer Grundbedürfnisse nach Nahrung, Schlaf und Sicherheit haben für jeden Menschen oberste Priorität. In unserer heutigen Gesellschaft ist es notwendig, dafür Geld zu haben. Normalerweise denken wir darüber auch nicht viel nach. Wir haben meistens genug, um uns Lebensmittel kaufen zu können und die Wohnungsmiete zu bezahlen.
Sollten Sie aber in eine Situation kommen, zum Beispiel durch den Verlust Ihres Arbeitsplatzes, durch eine langwierige Krankheit, dass Sie zu wenig Geld haben, sieht die Sache ganz anders aus. Durch das dann fehlende Geld kommen Sie in eine Zwangssituation.

- *Geld wird besonders wichtig, wenn sich alle unsere Gedanken darum drehen, weil wir zu wenig haben!*

Woher nehme ich es, wo treibe ich es auf, wie bezahle ich meine Miete, den Strom und viele andere offene Rechnungen auch. Je weniger Geld Sie haben und wie mehr Sie brauchen umso wichtiger wird Geld für Sie. Bis sich alles nur noch um eines dreht, ums liebe Geld!
Um diese Situation erst gar nicht aufkommen zu lassen, ist es notwendig, entsprechend unseres Lebensstandards, durch Sparen vorzusorgen.

Wir hatten gemeinsam ein Unternehmen gegründet. Einige Zeit ging alles sehr gut. Eine rasante Änderung des Marktes brachte unser Unternehmen kurzzeitig in finanzielle Schwierigkeiten. Die Bank sperrte die Konten. Völlig verzweifelt kam meine Frau zu mir, um zu fragen, woher sie das Geld nehmen sollte, um für die Kinder und uns das zu kaufen, was unbedingt notwendig war. Ich gab ihr ein Sparbuch, von dem sie nichts gewusst hatte, mit einem Betrag, der reichte, um über die Runden zu kommen.

Geld, das ausreicht, um eine gewisse Zeit auch ohne Einkünfte leben zu können, gibt Ihnen Sicherheit. Erst mit dieser Sicherheit werden Sie in der Lage sein, sich frei zu fühlen.
Finden Sie heraus, wie viel Geld Sie unbedingt im Monat brauchen. Denken Sie darüber nach, für wie lange das Geld reichen soll. Haben Sie nicht genug, sollten Sie sofort zu sparen beginnen. Wenn Sie meinen, Ihr Einkommen reicht nicht aus, um zu sparen, denken Sie nach, wo Sie einsparen können. Überprüfen Sie Ihre Ausgaben auf Sinnhaftigkeit. Sie werden genügend Möglichkeiten finden, einen kleinen Teil Ihres Einkommens beiseite zu legen. Wenn dies wirklich nicht möglich ist, suchen Sie sich ein Zusatzeinkommen und sparen dann dieses Geld.

- *Verwenden Sie das gesparte Geld aber nur für wirkliche Notfälle und nicht für neue Konsumgüter!*

Wenn Ihr Partner nicht sparen kann, er immer alles gleich ausgeben möchte, machen Sie es ohne sein Wissen. Im Notfall wird er Ihnen dankbar dafür sein. Nicht sparen zu können, kann durchaus ein Zeichen einer fal-

schen Programmierung sein. Da Geld, wie ein Sprichwort sagt, gedruckte Freiheit ist, finden Sie heraus, wieso Ihr Freiheitsbedürfnis so eingeschränkt ist. Ihr inneres Bewusstsein sich dagegen so sträubt, dass es Ihnen bis jetzt unmöglich war, einen vernünftigen Wohlstand aufzubauen.
Zumindest aber sollten Sie es möglichst bald schaffen, so viel Geld gespart zu haben, dass Geld nie die Wichtigkeit in Ihrem Leben bekommt, die es nicht haben soll!

Süchtig nach

Wenn Sie nach irgendetwas süchtig sind, werden Sie nie frei sein. Jede Sucht will befriedigt werden und führt dadurch zu zwanghaften Handlungen, die Sie nicht kontrollieren können. Kaum ein Süchtiger aber weiß, oder will es wahrhaben, wie sehr er in Wirklichkeit von seiner Sucht abhängig ist.
Ich möchte hier nicht von Heroin, Designerdrogen oder Ähnlichem sprechen. Ohne ärztliche Unterstützung und fachmännische Betreuung ist ein Loskommen von solchen Süchten nicht möglich. Machen wir uns lieber Gedanken über zwei weit verbreitete Suchtarten. Zum Ersten die emotional bedingte Sucht, einfach nach etwas süchtig zu sein, das von übertriebenen Bedürfnissen gesteuert wird.
Bei den nachstehenden Beispielen sind wir noch durchaus geneigt, uns etwas vorzumachen und nicht von Sucht zu sprechen. Wir glauben einfach nicht daran, weil wir es nicht glauben wollen, dass wir bereits süchtig sein können.

- *Ohne dies oder jenes kann, möchte ich nicht leben, ich möchte es auf keinen Fall entbehren.*

Ich bin süchtig nach Sonne, blonden Frauen, starken Männern oder nach Sahnetorte! Je öfter wir uns solche Wünsche erfüllen, umso größer wird die Wahrscheinlichkeit einer Sucht. Das Übergewicht, ausgelöst von Sahnetorten oder anderen Süßigkeiten, die hohen Telefonkosten verursacht durch eine Sexhotline, die ständige Suche nach einem One-Night-Stand mit blonden Frauen oder starken Männern sind noch einigermaßen harmlose Erscheinungsformen, auch wenn sie bereits Existenzen bedrohen können. Wir haben aber zu jedem Zeitpunkt meist noch eine Change, alleine oder mit Unterstützung von Freunden oder der Familie Änderungen vornehmen zu können. Frei sind wir allerdings auch bei solchen kleinen Süchten nicht mehr.
Mit Sicherheit stecken hinter solchen emotional bedingten Süchten eine Vielzahl von Gefühlen, die von Mensch zu Mensch und von Fall zu Fall völlig unterschiedlich sind. Eines haben sie aber alle gemeinsam. Je früher wir sie erkennen, umso leichter können wir sie stoppen und abstellen.

- *Wenn Sie eine Sache oder eine Handlung regelmäßig ablaufen lassen, sich darauf uneingeschränkt freuen, nicht mehr verzichten wollen, sind Sie auf dem besten Weg, süchtig zu werden.*

Überlegen Sie sich die daraus resultierenden Konsequenzen sehr genau. Wollen Sie es wirklich, das Sie eines Tages nicht mehr anders können, diese Sucht Sie beherrscht und Ihren Lebensweg bestimmt. Auch solche harmlos erscheinenden Süchte können zu einem Glaubensgrundsatz werden und damit Ihr Leben völlig verändern.

- *Die Sucht nach Arbeit! Die Sucht nach bestimmten Freizeitaktivitäten und Vergnügungen! Die Sucht, immer vorne dabei sein zu müssen!*

Die Gefahr, süchtig zu werden, ist sehr groß und kann alle unsere Alltagsaktivitäten betreffen. Je häufiger Sie Ihre Aktivitäten wechseln, Je abwechslungsreicher Sie Ihr Leben gestalten, umso geringer wird die Gefahr, dass eine Sucht ausbricht und Sie in Ihrer Freiheit einschränkt.
Die Sucht, immer etwas tun zu müssen, beweisen zu müssen für etwas nützlich zu sein, ist in unserer zivilisierten Welt zu einer Volkskrankheit geworden. Wir zwingen uns ständig selbst, in allen Bereichen des Lebens unsere Fähigkeiten unter Beweis zu stellen, irgendwelche Aktivitäten zu vollbringen und können oft nicht einmal mehr für kurze Zeit nichts tun.

- *Aus purer Angst, nicht mehr gebraucht oder beachtet zu werden, versuchen wir uns ständig unentbehrlich zu machen!*

Einfach nur zu leben, einmal nichts zu tun, haben wir allen Anschein nach verlernt und vergessen, oder wir trauen uns es nur nicht.
Auch Politiker, die dann noch Gesetze beschließen, wenn alles schon mehrfach geregelt ist, tragen dazu bei, unser Leben komplizierter zu machen. Auch hier scheint es so zu sein, dass neue Gesetze nur beschlossen, bestehende nur geändert werden, um sagen zu können, man habe etwas getan. Wobei es gerade in diesem Bereich

dem Anschein nach eher auf die Quantität, auf die Vielzahl und nicht so sehr auf die Qualität der beschlossenen Gesetze anzukommen scheint!

- *Die Vorstellung, etwas zu beweisen, etwas zu leisten oder es anders machen zu müssen, wird zu einer zwanghaften Sucht, die eigentlich nur Anerkennung sucht!*

Wird einem Menschen die Anerkennung verweigert, ist er sehr schnell bereit, sich eine Sucht zuzulegen. Die schlimmeren Formen der gefühslbedingten Süchte beinhalten bereits das Wort Sucht.
Magersucht, Eifersucht, Arbeitssucht und ähnliche Süchte sind emotionsbedingt entstanden und lassen, einmal voll ausgebrochen, keinen Handlungsspielraum mehr zu. Das Abstellen solcher Süchte ist je nach Fortschritt fast ausschließlich nur mit Fremdunterstützung möglich.
Hier noch von Freiheit oder einer eingeschränkten Freiheit zu sprechen, erscheint mir zumindest durchaus unglaubwürdig.
Solche Menschen sind nicht mehr frei! Kennen Sie jemanden, der einer derartigen Sucht verfallen ist, dann versuchen Sie alles, damit dieser Mensch so schnell wie möglich entsprechende Hilfe annimmt!
Alkohol und Nikotin sind weitere Süchte, die uns in unserer Freiheit einschränken. Die Wirkstoffe welche wir unserem Körper zuführen, lösen eine Sucht aus. Unser Körper reagiert sehr bald mit Endzugserscheinungen und zwingt uns dazu, die Sucht aufrechtzuhalten.
Die meisten Menschen, die diese Wirkstoffe konsumieren, sind aber davon überzeugt, nur Genießer und nicht süchtig danach zu sein.

- *Gehören Sie zu diesen genießenden Menschen, dann hören Sie jetzt auf zu rauchen oder zu trinken, nur um einmal festzustellen, wie süchtig Sie wirklich sind.*

Sollte es Ihnen wirklich gelingen aufzuhören, haben Sie nichts verloren, sondern nur gewonnen! Gelingt es Ihnen nicht, haben Sie zumindest die Erkenntnis gewonnen, wie süchtig und abhängig Sie von Ihrer Droge Alkohol oder Nikotin bereits sind.
Denken Sie dann einmal nach, was Sie alles zu tun bereit sind, nur um zu Ihren Drogen zu kommen. Beginnen Sie Ihr Verhalten zu beobachten, wenn Sie nichts zu rauchen, nichts zu trinken haben oder sich an einem Ort aufhalten, wo Sie nicht rauchen oder trinken dürfen. Wie viele Ausreden lassen Sie sich einfallen, um diesen Ort zu verlassen. Oder meiden Sie diese Orte schon bewusst, weil Sie auf ihre Zigarette, Ihren Alkohol nicht verzichten können. Wie viele Qualen erleiden Sie als Raucher auf einem längeren Nichtraucherflug, bei einem Theater- oder Kinobesuch? Wie geht es Ihnen mit Ihrem Alkoholkonsum, wenn Sie mit Menschen zusammen sind, die davon nichts wissen sollen.
Aber selbstverständlich sind Sie vollkommen frei und unabhängig, das bisschen Sucht haben Sie ja locker unter Kontrolle. Und krank werden ja nur die anderen davon.

- *An den Gesetzen, die den Alkohol- und Nikotinkonsum in einem Staat regeln, kann man erkennen, wie wichtig die einzelnen Bürger dem Staat sind!*

Die Regierungen der einzelnen Staaten haben die Möglichkeit, entweder viele Steuermillionen einzunehmen oder der Bevölkerung den Zugang zu diesen Drogen durch Gesetze zu erschweren! Sie dürfen jetzt selbst beurteilen, wie wichtig Sie als Bürger Ihrem Staat sind. Ich habe jedenfalls genug Staaten bereist, in denen die Gesundheit der Bürger dem Staat weitaus wichtiger als die Steuergelder waren!

Erweitern Sie Ihr Wissensnetz

Kein Fischer wird mit einem kleine Netz viele große Fische fangen. Die Größe des Netzes ist ausschlaggebend für die Anzahl und Größe der Fische. Um es Menschen, die nichts vom Fischen verstehen, auch verständlich zu machen, eine andere Variante. Keine Spinne wird in einem kleinen Netz viele große Fliegen fangen. Die Größe des Netzes ist ausschlaggebend für die Anzahl und Größe der Fliegen, welche die Spinne fängt.
Das Gleiche gilt im Prinzip für unser Gedächtnis. Wir werden in zunehmendem Maße von Informationen überflutet. Wir beschäftigen uns zwangsweise damit, ob wir sie verstehen oder nicht. Verstehen wir sie nicht, verschwenden wir nur unsere Zeit wie der Fischer oder eine Spinne mit einem zu kleinen Netz. Verstehen wir aber die Informationen, fangen wir sie mit unserem Wissensnetz nach dem gleichen Prinzip wie der Fischer, wie die Spinne ein.

***E**r hatte das Seminar, es ging um Entspannungstechniken, das dritte Mal besucht. Am Ende gestand er, es immer noch nicht verstanden zu haben. Es funktionierte bei ihm nicht. Er war nicht in der Lage, sich richtig zu entspannen. Er war verzweifelt und frustriert.*

Die Informationen des Seminarleiters waren an ihm vorbeigegangen. Sein Wissensnetz war zu klein. Er verstand die Zusammenhänge einfach nicht.
Wenn Sie von einer Sache wenig oder keine Ahnung haben, macht es keinen Sinn, ein Seminar für Fortgeschrittene zu besuchen. Es führt auch zu keinem Ergebnis, ein Buch, geschrieben für Experten, zu lesen. Sie werden sehr wenig bis gar nichts verstehen.
Wir müssen unser Wissen schrittweise aufbauen.

- *Wir knüpfen ein Wissensnetz aus Informationen, die den Grundstock eines Wissensbereiches bilden.*

Wir beginnen dabei immer mit sehr groben Maschen wie jede Spinne bei ihrem Netzbau. Sie haben in der Schule auch nicht mit Algebra, sondern mit dem Einmaleins angefangen rechnen zu lernen. So haben Sie begonnen, Ihr Wissensnetz für Mathematik aufzubauen. Sie haben dann multiplizieren und nicht wurzelziehen gelernt. Wir können unser Wissensnetz nur Schritt für schritt aufbauen. Jede neue dazukommende, dem Wissen angepasste Information verfeinert unser Netz in diesem Informationsbereich. Die Maschen unseres Wissensnetzes werden immer enger, je mehr wir über ein bestimmtes Gebiet wissen.

- *Je feiner Ihr Wissensnetz wird, umso mehr werden Sie auch von der jeweiligen Sache verstehen, umso mehr Informationen bleiben von dieser Sache in Ihrem Netz hängen und verfeinern es automatisch!*

Wenn Sie sich nur auf einige wenige Dinge im Leben konzentrieren, verfügen Sie sehr bald über einige sehr

feinmaschige Netze. Sie werden vielleicht Experte auf einem dieser Gebiete. Sie werden dann auf diesem Gebiet mehr wissen als die Mehrheit der anderen Menschen. Sie sind dann vielleicht der perfekteste Kenner eines Fußballvereins oder die beste Rosenzüchterin in Ihrer Schrebergartenanlage.
Sehr viele andere Informationen werden allerdings außen an Ihren wenigen Netzen vorbeigehen. Sie werden sie einfach nicht verstehen. Im Extremfall werden Sie nicht einmal verstehen, warum Sie nichts verstehen, denn jedes Wissensgebiet hat sein eigenes Wissensnetz.

- *Sobald Sie eine Sache, ein Wissensgebiet einigermaßen beherrschen, suchen Sie sich eine neue Sache und fangen dort als Schüler wieder von vorne an zu lernen!*

Interessieren Sie sich für alles, was Ihnen unterkommt. Versuchen Sie möglichst viele Wissensnetze aufzubauen. Die Verfeinerung der Maschen erfolgt dann fast automatisch. Sie werden sehr rasch merken, wie viel bis jetzt an Ihren Netzen vorbeigegangen ist.
Dazu kommt noch, dass die einzelnen Wissensgebiete untereinander verknüpft werden können. Mit der zunehmenden Anzahl Ihrer Wissensnetze werden Sie mehr und mehr die Zusammenhänge begreifen. Auch Ihre einzelnen Wissensnetze werden sich miteinander verknüpfen, und Sie werden auf einmal Dinge verstehen und sehen, wie etwas wirklich ist.

Manuela und Johann, ein frisch verheiratetes Paar, hatten, wie sie meinten, Probleme mit ihrer Kommunikation. Sie besuchten daher ein Seminar, in der Überzeugung, dann in ihrer Beziehung besser kommunizieren zu können. Einiges wurde auch besser, aber sie gerieten immer wieder in schlimme Auseinandersetzungen, ohne zu wissen warum.

Sie hatten im Seminar sehr viel über Kommunikation gelernt. Sie wussten aber nicht, dass Adam bereits gelernt hatte, Eva zuzuhören, ohne ihr Ratschläge zu erteilen. Johann aber meint, wenn Manuela über ihre Gefühle sprechen wollte, ihr sofort Ratschläge erteilen zu müssen. Manuela hatte dann das Gefühl, Johann versteht ihre Gefühle nicht, und sie begannen zu streiten. Sie stritten trotz perfekter Kommunikation!
Erst das Wissen um die Bedürfnisse von Manuela und die Fähigkeit zu kommunizieren, zwei scheinbar voneinander unabhängige Wissensgebiete, führen zur richtigen Erkenntnis und verknüpfen so unsere unterschiedlichen Wissensnetze. Kommt dann noch das Wissen über die unterschiedliche Denkweise von Frau und Mann dazu, vergrößert sich das Wissensnetz automatisch durch die daraus gewonnene Einsicht noch einmal.

- *Wissen ergibt Sicherheit, und Sicherheit ergibt Freiheit!*

Je mehr Wissen Sie haben über viele Dinge des Lebens, umso sicherer werden Sie sich fühlen. Sie werden verstehen, was andere meinen und können mitreden, ohne Angst zu haben, sich dadurch zu blamieren. Sie werden Zusammenhänge begreifen und dadurch so manches verstehen lernen, was für Sie fremd war. Sie werden sehen, dass Sie sicherer in Ihrem Auftreten werden, und Ihr Selbstvertrauen wird steigen. Ihr geistiger Horizont wird sich erweitern. Diese Sicherheit gibt Ihnen dann die Freiheit, der zu sein, der Sie sein könnten.

Unsere Emotionen

Wir kommunizieren niemals nie. Diesen Satz hören wir in jedem Seminar, in dem es um Kommunikation geht. Sprechen wir einmal nicht, kommuniziert zumindest unser Körper, unser Gesichtsausdruck.
Das Gleiche kann man von unseren Emotionen sagen. Wir empfinden, fühlen niemals nichts. So lange wir leben, sind ständig Gefühle in uns und werden auch als Botschaft an unsere Mitwelt abgegeben.
Unsere Gefühle können sehr schwach, aber auch sehr stark sein. Sie können sich von einer Sekunde auf die andere vollständig verändern. Die Freude an einem schönen Tag kann sich durch ein Ereignis, durch ein Wort oder einen Gedanken in einem einzigen Augenblick in Wut, Angst oder Trauer verwandeln.
Unsere Gefühle sind unser Wegbegleiter durch unser Leben. Sie sind Ergänzung und Ersatz unserer Sinneswahrnehmungen. Sie sind aber auch maßgeblich an der Gestaltung unserer Glaubensgrundsätze beteiligt.

- *Wie sehr unsere Gefühle unser Leben beeinflussen, ist davon abhängig, wieweit wir sie unter Kontrolle haben, oder sie uns.*

Angst und Ärger sind die zwei negativen Emotionen, welche uns Menschen heute am meisten beeinflussen und quälen. Die Angst hat im Laufe der Zeit die meisten Varianten hervorgebracht, und der Ärger scheint ständig zuzunehmen. Daher werde ich mich in diesem Kapitel mit diesen beiden Gefühlen am meisten beschäftigen. Ich möchte Ihnen auch zeigen, dass es keine negativen Gefühle gibt, sondern erst wir sie durch unser Denken zu negativen Gefühlen machen.

Die Angst, die wir empfinden ist kein negatives Gefühl, sondern eine Warnung vor einer tatsächlichen oder scheinbaren Gefahr, die unser Leben bedroht. Bei lebensbedrohenden Gefahren sind Angstgefühle absolut wichtig. Zu einem negativen Gefühl wird die Angst erst, wenn wir auf scheinbare Gefahren zu heftig reagieren und uns zu lange ohne wirklichen Grund diesem Gefühl aussetzen.

Die Angst vor Spritzen verhinderte, dass er zum Arzt ging. Die Schmerzen ignorierte er auf Grund dieser Angst. Als er starb, war er noch sehr jung.

Dieses Beispiel zeigt, was geschehen kann, wenn wir uns zu stark und zu lange einem Gefühl aussetzen, ohne die Sinnhaftigkeit zu prüfen. Die Angst vor eventuellen Spritzen rechtfertigt nicht das ständige Ignorieren von Schmerzen.
Bei allen Ereignissen, bei denen unserer Ansicht nach negative Gefühle im Spiel sind, sollten wir nach der Ursache fragen. Wenn wir die Ursache, den Gefühlsauslöser kennen, wird uns mit dieser Antwort auch die Herkunft des Gefühls bewusst. Dann können wir das Gefühl eindämmen, und im günstigen Fall sind wir sogar durch das Verändern unserer Sichtweise in der Lage, das Gefühl zu verändern.

Alle Freunde versuchten sie zu überreden, doch einmal in ein Flugzeug zu steigen und mit ihnen einen Urlaub im Süden zu verbringen. Sie hatte aber Flugangst, blieb lieber zu Hause und fuhr mit dem Auto durch die Gegend.

Es gibt keine plausible Erklärung dafür, wieso Fliegen gefährlicher als Autofahren sein soll. Auch hier ist nicht die Angst das Negative, sondern die fehlende Fähigkeit, die Ursache zu erkennen, welche diese Angst hervorgerufen hat. Die Ursachen solcher Gefühle sind meistens in unserer Lebenserfahrung, in abgespeicherten Bildern zu finden. Wir kommen nicht voll von Ängsten auf die Welt, sie werden uns anerzogen. Als Erwachsene müssen wir dann, wenn wir keine Änderung herbeiführen, mit diesen negativen Gefühlen leben.

- *Herauszufinden, warum wir in bestimmten Situationen ein bestimmtes Gefühl empfinden, ist der erste Schritt, diesen Zustand zu verändern!*

Erst dann können wir unsere Einstellung, unsere Sichtweise verändern. Einzig und alleine unsere Sichtweise, unsere abgespeicherten Bilder sind ausschlaggebend, ob etwas für uns negativ oder positiv ist. So wie wir uns irgendwann eingeredet haben, es uns von anderen Menschen eingeredet wurde, dass Fliegen gefährlich ist, können wir uns diese Angst auch wieder ausreden.

Alles hat zwei Seiten

Die Fähigkeit, Gefühle zu empfinden, wurde Adam und Eva von Gott mitgegeben, um ihr Überleben zu gewährleisten. Da alles, was aus dem Labor Gottes kommt, zwei Seiten hat, sind auch unsere Gefühle dementsprechend zweiseitig aufgebaut. Der Angst steht die Zuversicht gegenüber. Der Trauer steht die Freude und dem Hass die Liebe gegenüber.
Die Angst, die Adam beim Anblick eines Löwen verspürte, signalisierte Lebensgefahr. Die Zuversicht ermöglich-

te es Adam, trotz Löwen im Paradies auf Nahrungssuche zu gehen. Durch die Liebe wurde das Zusammenleben von Adam und Eva erst möglich.
Es könnte so sein, dass dies unsere Urgefühle sind, aus denen sich im Laufe der Zeit die unterschiedlichsten Ausprägungen entwickelt haben. Sich Sorgen zu machen, entwickelte sich aus der Angst vor der Zukunft. Wenn Adam seinen Tagesablauf plante, fiel ihm der Löwe ein, und er machte sich Sorgen darüber, was geschehen könnte, wenn er dieser Raubkatze wieder begegnen würde. Die Verzweiflung kommt aus der Erkenntnis, keinen Weg zu finden, um eine bestimmte Situation verändern zu können und so seine Angst loszuwerden.
Was immer Sie auch im Leben betrachten, alles hat zwei Seiten. Tag und Nacht, Sommer und Winter, Mann und Frau, Liebe und Hass. Jede Seite mag ihre Vorteile und ihre Nachteile haben. Keine der Seiten ist aber gut oder schlecht. Erst unser Denken darüber machen sie für uns zu einer positiven oder negativen, zu einer guten oder schlechten Sache.

- *Wenn in diesem Buch von positiven und negativen Bildern, Gefühlen und Glaubensgrundsätzen geschrieben wurde, dann ist immer unsere Sichtweise und nicht die Sache selbst gemeint.*

Wir haben die Fähigkeit, bei allen Dingen des Lebens unsere Sichtweise zu verändern. Das Gegenteil von Angst ist die Zuversicht. Sie haben die Möglichkeit, wenn Sie es wirklich wollen, Angst in Zuversicht umzuwandeln.

***E**in Schmerz zeigt Ihnen an, Sie sind nicht gesund und ein Arztbesuch ist dringend erforderlich. Sie können vor lauter Angst diesen Besuch hinauszögern. Sie können aber mit der Zuversicht zum Arzt gehen, dass er Ihnen helfen* *wird, vollkommen gesund zu werden, bevor die Krankheit noch schlimmer wird.*

Damit schalten Sie die Angst womöglich nicht ganz aus. Die Zuversicht gibt Ihnen die Kraft, die Angst zu Überwinden, und macht sie damit auch erträglicher.
Stellen Sie sich einen Stock oder ein Brett vor. Diese Gegenstände haben zwei Seiten. An einem Ende dieser Gegenstände ist zum Beispiel die Liebe angebracht, am anderen Ende der Hass. Je nachdem, in welche Richtung Sie blicken, werden Sie Liebe oder Hass sehen. Nur Ihre Blickrichtung, Ihre Sichtweise ist entscheidend, was Sie sehen. Sie alleine entscheiden, ob sie auf die Liebe oder den Hass blicken.

***S**ie haben einen schweren Fehler gemacht, und Ihr Partner hasst Sie dafür. Dieses Gefühl ist bei der ersten Betrachtung durchaus negativ einzustufen. Das Positive daran ist, Ihr Partner beschäftigt sich zumindest gedanklich noch mit Ihnen. Wenn Sie das tun, was notwendig ist, damit Ihr Partner Ihnen verzeihen kann, wird er Sie wahrscheinlich wieder lieben. Das Verzeihen ändert die Sichtweise Ihres Partners.*

Um mit diesen Gedanken umgehen zu können, müssen Sie zuerst das Zwei- Seiten-Prinzip akzeptieren. Jugend und Alter, Gesundheit und Krankheit, Leben und Tod gehören genauso dazu. Alles in unserem Leben hat zwei Seiten, und dadurch haben wir fast immer die Möglichkeit, zwischen diesen zwei Seiten zu wählen!

- *Zwischen zwei Seiten zu wählen bedeutet, sich sowohl zwischen jeweils zwei zusammengehörenden Gefühlen als auch zwischen zwei zusam-*

mengehörenden Lebensrichtungen entscheiden zu können!

Wir können uns entscheiden, ob wir an Gott glauben oder nicht, ob wir an Geld und Macht glauben oder nicht. Wir können auch an Gott, Geld und Macht glauben. Wir müssen uns bei diesen Beispielen nur entscheiden, ob wir glauben oder nicht. Eine Einstellung zu Gott, Geld oder Macht müssen wir haben. Und wenn wir keine haben, ist gerade das unsere Einstellung.
Wir können nicht von einer Sache überzeugt sein, daran glauben und gleichzeitig nicht davon überzeugt sein, also nicht daran glauben. Wir können uns entscheiden, mit viel Zuversicht unseren Lebensweg zu gehen, können aber nicht gleichzeitig beschließen, uns vor allem zu ängstigen.

- *Das Zwei-Seiten-Prinzip gibt uns die Freiheit oder zwingt uns dazu, eine Entscheidung treffen zu können oder zu müssen.*

Das Leben stellt uns immer wieder vor Situationen, wo wir uns entscheiden müssen. Wenn Sie dann keine Entscheidung treffen, haben Sie auch eine Entscheidung getroffen, nämlich die, keine zu treffen, und das ist auch eine Entscheidung. Diese Entscheidung bedeutet letztlich nichts anderes, als dass Sie Ihre Blickrichtung, Ihre Sichtweise, Ihre Glaubensgrundsätze, Ihre Gefühle nicht verändern möchten oder können.

- *Wenn wir etwas verändern wollen, müssen wir immer eine Entscheidung treffen.*

Die Freiheit, sich entscheiden zu können, scheint ein Vorteil zu sein, zumindest so lange, bis wir festgestellt haben, dass wir uns aus Angst oder einem anderen Grund nicht entscheiden können. Menschen, die sich nicht oder nur sehr schwer entscheiden können, hoffen und warten darauf, dass andere Menschen für sie ihre Entscheidungen treffen oder das Schicksal oder der Zufall etwas verändert.

- *Veränderungen in unserem Leben sind nicht nur von der Bewältigung der Angst, etwas zu verändern, sondern auch von unserer Entscheidungsfreudigkeit abhängig!*

Der Mut, sich für eine Sache zu entscheiden, wird zum Kriterium, welches mitbestimmt, in welche Richtung unser Lebensweg führt, welche Gefühle wir empfinden und ob wir im Bedarfsfall eine Änderung unseres Lebensweges herbeiführen.
Wenn Sie nachdenken und sich dabei ernsthaft bemühen, werden Sie bei allen Ereignissen in Ihrem Leben eine zweite Seite finden. Jede Situation lässt sich auch anders darstellen.
Mit diesen Beispielen wollte ich Ihnen zeigen, alles, wirklich alles hat zwei Seiten. Nur der Standpunkt, von dem aus Sie ein Gefühl, ein Ereignis, eine Situation betrachten, ist entscheidend, was Sie zu sehen bekommen.

Die eigenen Gefühle

Nicht die anderen Menschen sind für Ihre Gefühle verantwortlich, sondern nur Sie selbst. Zornig, wütend, traurig oder glücklich machen uns sehr häufig unsere Mit-

menschen. Wir alleine aber entscheiden, wieweit wir diese Gefühle zulassen.
Auch hier ist es wieder von Vorteil, die Verantwortung für seine eigenen Gefühle und damit für sein Leben zu übernehmen und nicht die Schuld auf jene abzuwälzen, die uns traurig, wütend oder zornig machen.

- *Sie alleine können entscheiden, ob Sie sich ärgern lassen oder nicht, und wenn ja, wie stark und von wem.*

Sie haben die Möglichkeit, darauf zu reagieren, und können Gefühle, die Sie nicht haben wollen, eindämmen und abbauen. Sie haben die Macht, Ihr inneres Bewusstsein so zu programmieren, dass gewisse Situationen für Sie nicht mehr ärgerlich, aufregend oder angsteinflößend sind. Diese Gefühle tauchen nämlich nur dann auf, wenn auf Grund einer Situation unser inneres Bewusstsein ein abgespeichertes Bild als Verhaltensmuster heranzieht, welches mit dem entsprechenden Hinweis, sich zu ärgern, sich zu fürchten oder sich zu freuen, abgespeichert ist. Und genau das empfinden wir dann auch!

- *Ändern Sie diese Programmierung, und Sie werden in der Zukunft bei der gleichen Situation ein anderes Gefühl empfinden.*

Viele Situationen, die bei uns negative Empfindungen verursachen, sind uns allerdings vorher nicht bekannt. Sie sollten daher lernen, mit solchen Situationen bestmöglich fertig zu werden, da sie nur selten vermeidbar sind.
Können Sie eine derartige Situation nicht verhindern, dann haben Sie nur noch die Möglichkeit, Ihre Gefühle zu kontrollieren, sonst schlittern Sie unter Umständen in

eine Sache hinein, die äußerst unangenehm werden kann!

- *Lernen Sie, ein plötzlich auftauchendes Gefühle frühzeitig und bewusst erkennen.*

Je rascher Sie ein auftauchendes Gefühl erkennen, umso schneller können Sie darauf reagieren und Gegenmaßnahmen einleiten. Dieses schnelle Reagieren hat auch den Vorteil, dass Ihr Gefühl noch nicht seinen vollen Umfang erreicht hat. Sie haben sich zu diesem Zeitpunkt meist selbst noch nicht sehr weit in dieses Gefühl hineingesteigert. Je länger Sie sich damit gedanklich beschäftigen, überlegen wie groß Ihr Recht ist, dieses Gefühl zu empfinden, umso intensiver werden Sie davon befallen.

- *Diese Situation, diese Aussage macht mich wütend, macht mir Angst!*

Nehmen Sie das Auftauchen dieses Gefühls bewusst wahr. Machen Sie sich klar, dass Sie jetzt von einem unangenehmen, starken Gefühl überwältigt wurden. Benennen Sie Ihr Gefühl: „Ich verspüre jetzt Angst!“ „Dieser Vorwurf macht mich wütend!“ Aber steigern Sie sich nicht weiter hinein!

- *Wenn ein Gefühl keinen Namen hat, Sie es nicht zuordnen können, so ein unbestimmtes Gefühl, lernen Sie es zuzuordnen. Jedes Gefühl muss einen Namen haben.*

Ein Gefühl ohne Name ist nicht zuordenbar. Wenn Sie nicht genau wissen, was Sie empfinden, werden Sie auch die Ursache nicht feststellen können und wissen dann auch nicht, woher Ihr Gefühl kommt. Sie werden gegen völlig falsche Voraussetzungen ankämpfen, um es los zu werden. Sie werden damit alles erreichen, nur nicht die Beseitigung dieses Gefühles.

Wenn Sie Ihr Gefühl erkannt und benannt haben, wenn Sie wissen, mit was Sie es zu tun haben, beginnen Sie sofort die Empfindung einzudämmen. Die meisten negativen Emotionen regen uns gefühlsmäßig auf. Unsere Gedanken fangen mit der Zunahme der Empfindung immer schneller an zu kreisen, bis wir nicht mehr in der Lage sind, einen klaren Gedanken zu fassen. Alle unsere Gedanken drehen sich dann nur noch um dieses Ärgernis, diese Wut oder unsere Angst. Unsere erste Aufgabe ist es, diese rotierenden Gedanken wieder abzubremsen, sich zu beruhigen, um wieder klar denken zu können.

- *Suchen und lernen Sie eine für Sie geeignete Technik, damit Sie sich so schnell wie möglich wieder einigermaßen beruhigen!*

Dies könnte sein, Sie atmen einige Male tief durch, schweigen einfach eine Zeit lang, oder Sie verlassen den Ort, wo das Gefühl entstanden ist, bis Sie sich beruhigt haben. Werfen Sie aber keine Türen hinter sich zu und vermeiden Sie alle Handlungen, die Ihr Gefühl noch steigert.

Sie haben durchaus das Recht, kurze Zeit wütend, zornig, traurig oder sonst was zu sein, es besteht aber keine Veranlassung, sich noch tiefer in dieses Gefühl hineinzusteigern. Mit Türenzuwerfen, Schreien oder ähnlichen Gefühlsausbrüchen steigern Sie sich aber noch weiter hinein. Sie begeben sich immer tiefer in diesen Gefühlsstrudel hinein, dieser nimmt ständig zu, und ein Abstellen wird immer schwieriger.

Versuchen Sie sich wirklich zu beruhigen, aber versuchen Sie auf keinen Fall das Gefühl zu unterdrücken.

- *Ein Gefühl abzustellen hat nichts damit zu tun, ein Gefühl zu unterdrücken!*

Wenn Sie Gefühle unterdrücken, bleiben diese in Ihnen, stauen sich auf, und es kommt irgendwann zum Ausbruch. Sie können es dann durchaus mit einem Vulkanausbruch vergleichen.
Sprechen Sie daher ein negatives Gefühl möglichst sofort an, unterdrücken Sie es nicht, schlucken Sie es nicht hinunter, wenn Sie im Laufe eines Gespräches eines bekommen. Sprechen Sie das Thema aber erst an, wenn Sie sich beruhigt haben oder wissen, dass Ihnen kein Ausrutscher passiert und Sie richtig reagieren. Je klarer Ihr Kopf ist, umso vernünftiger wird Ihre Reaktion sein.

- *Greifen Sie den Verursacher nie persönlich an, aber sprechen Sie sehr deutlich Ihre Gefühle an! „Als Sie gerade zu mir sagten .., habe ich mich sehr geärgert, ich hätte eigentlich erwartet, Sie hätten ..."*

Greifen Sie den Verursacher nicht durch Vorwürfe an. Vermeiden Sie einen Konflikt, streiten Sie nicht, es wird dadurch nicht besser. Wenn Sie sich nicht beruhigen können, die Situation nicht ansprechen können oder wollen, die Befürchtung hegen, dass ein Streit entsteht, sagen Sie nichts. Schreiben Sie dann aber so bald wie möglich einen Brief an den Verursacher.

- *Schreiben Sie einen Brief an den Verursacher, mit allen Gemeinheiten, die Ihnen einfallen!*

Schreiben Sie Ihre Gefühle auf, und vernichten Sie anschließend den Brief. Tun Sie alles, um Ihre Gefühle abzureagieren, um sich zu beruhigen. Schreiben Sie, was immer auch Ihnen dazu einfällt, was notwendig ist, damit Sie sich beruhigen, Ihr Gefühl los werden, nur schicken Sie diesen Brief nicht weg, sondern vernichten ihn!
Sie werden sich dadurch beruhigen und können bei der nächsten Gelegenheit den Verursacher auf diese Situation ansprechen. Teilen Sie Ihm dann mit, welche Gefühle er mit seiner Aussage in Ihnen wachgerufen hat.
Wenn Sie wirklich einen Brief schreiben wollen oder müssen, tun Sie es anschließend nochmals. Versuchen Sie, ähnliche Formulierungen zu finden wie beim mündlichen Gespräch.

- *Ich bin sehr verwundert, verärgert über Ihre Aussage, da ich mich sehr bemühe, Ihren Wünschen entsprechend zu handeln!*

Es bringt weitaus mehr, wenn Sie Ihre Gefühle, Ihre Enttäuschung zum Ausdruck bringen, als den Verursacher mit Vorwürfen und Beschuldigungen anzugreifen.
Vorwurf und Beschuldigung sind ein Angriff, und jeder Angegriffene wird mit Verteidigung reagieren. Die logische Konsequenz daraus ist der verbal ausgetragene Kampf in Form von Streit, bei dem es letztlich keinen Sieger gibt.
Als Reaktion auf die Mitteilung über Ihre Enttäuschung, Ihre verletzten Gefühle folgt aber meistens, weil der Verursacher peinlich berührt, es ihm unangenehm ist, Ihre Gefühle verletzt zu haben, eine Entschuldigung. Verzeihen Sie dann dem Verursacher noch seinen Ausrutscher sind Sie nicht nur Ihr negatives Gefühl vollständig los, sondern der Verursacher, wird das Gefühl empfinden, in Ihrer Schuld zu stehen. Er wird sich bemühen, die für ihn pein-

liche Situation nicht noch einmal heraufzubeschwören. Damit vermeiden Sie nicht nur Streitigkeiten, sondern zerbrechen auch kein Porzellan, welches Sie anschließend nicht wieder kitten können!
Aus diesem und dem nachfolgenden Grund sollten Sie unbedingt lernen, Ihre Gefühle unter Kontrolle zu halten.
Wenn Sie guter Laune sind, wird eine bestimmte Situation Sie weniger erzürnen oder ängstigen. Tun Sie alles, um dieses Wohlbefinden aufrechtzuerhalten. Suchen Sie alles, was Ihr Wohlbefinden hebt. Vermeiden Sie soweit wie möglich alle auf Sie negativ einwirkenden Einflüsse. Überprüfen Sie regelmäßig Ihren eigenen Gemütszustand.

- *Wie fühle ich mich, was fühle ich jetzt?*

Stellen Sie fest, warum Sie dieses Gefühl haben. Fragen Sie bei Gefühlen immer nach der Ursache. Warum empfinde ich jetzt Angst, Wut, Trauer, Hass? Warum bin ich gerade deprimiert oder fühle mich besonders wohl? Was kann ich tun, um das unliebsame Gefühl abzustellen, dieses positive Gefühl beizubehalten. Finden Sie heraus, welche Dinge Ihre positiven Gefühle anheben. Wenn eine bestimmte Musik Sie fröhlich stimmt, sollten Sie diese so oft wie möglich hören. Wenn sich durch Singen Ihre Laune verbessert, dann singen Sie so oft Sie nur können.
Nehmen Sie sich aber auch die Zeit und überprüften Sie Ihre Einstellung zu Ihren Gefühlen. Wie stehe ich zu meinen Empfindungen? Werden sie mir aufgenötigt, oder bin ich in der Lage mitzubestimmen, was ich empfinde?

- *Es ist ein großer Unterschied, ob Sie wütend, enttäuscht oder traurig sind oder Wut, Enttäuschung oder Trauer empfinden.*

Wütend, enttäuscht oder traurig zu sein ist ein Zustand, der dem Anschein nach nicht beeinflusst werden kann. Diese Einstellung vermittelt Ihnen das Gefühl genötigt worden zu sein. Ich bin wütend, weil ein anderer es wollte, und was kann ich jetzt dagegen tun? Gar nichts! Wenn so etwas mit mir geschieht, habe ich keinen Einfluss auf das Ereignis und werde zum Opfer dieser Situation und der damit verbundenen Gefühle!

- *Ich bin halt von jemand enttäuscht worden, was mich natürlich auch traurig stimmt, aber manche Menschen sind nun mal so!*

Mit der Sichtweise Wut, Enttäuschung oder Trauer als momentanen Gefühlszustand zu empfinden der durchaus kontrollierbar ist, haben Sie auch eine andere Einstellung zu Ihren Gefühlen. Sie haben eine Empfindung nur, weil Sie es zugelassen haben. Damit haben Sie aber auch die Macht, das Gefühl wieder abzustellen. Wenn Sie etwas zulassen, können Sie es auch wieder abstellen, auch dann, wenn das Ereignis, das Gefühl Sie überrascht hat. Sie werden auf Grund Ihres Einflusses nicht zum Opfer einer Situation und der damit verbundenen Gefühle.

- *Nur weil manche Menschen es immer wieder schaffen mich zu ärgern, besteht keine Veranlassung, dass ich meine Wut und Enttäuschung nicht abstellen kann. Ich werde jede neue Erkenntnis zu meinem eigenen Nutzen einsetzen und bei gleichen oder ähnlichen Situationen zukünftig vollständig ruhig bleiben!*

Die Einstellung zu einer Sache, die Erkenntnis, sich wegen anderer Menschen das Leben nicht schwer machen

zu lassen, hilft Ihnen vielleicht, die richtige Sichtweise zu Ihren Gefühlen zu bekommen.
Ihre Glaube ist auch mit ausschlaggebend, wieweit Sie sich in ein Gefühl hineinsteigern. Wenn Sie glauben, sich aufregen oder ärgern zu müssen, dann werden Sie es auch tun. Ihrem Glauben entsprechend werden Sie immer Situationen finden, die Ärger, Angst oder andere negative Emotionen für Sie bereithalten. Die Lebenseinstellung, der Glaube, sich nicht wegen jeder Kleinigkeit aus der Fassung bringen zu lassen, wird verhindern, dass Sie ständig von unliebsamen Gefühlen überfallen werden.

- *Wenn Sie beobachten, woher Ihre negativen Gefühle kommen und derartige Situationen oder Menschen meiden, sind Sie schon einen wesentlichen Schritt weiter zu einem glücklicheren Leben.*

Wir können aber auch verletzt werden von Situationen, die ihre Ursache sehr weit in der Vergangenheit haben. Wir haben vielleicht damals Situationen zugelassen, deren Auswirkungen in der Zukunft uns nicht bewusst waren, oder die wir nicht beeinflussen konnten. Wir konnten nicht wissen, dass bestimmte Handlungen unsere Zukunft so maßgeblich beeinflussen würden. Wir können dann nur noch aus diesen Fehlern lernen und die entsprechenden Konsequenzen ziehen. Wir sollten aber niemandem eine Schuld zuweisen versuchen. Einen Schuldigen gibt es nur, wenn der gleiche Fehler wiederholt würde!

Ich war fünfundzwanzig, seit vier Jahren verheiratet und hatte zwei Kinder. Als ich eines Tages von der Arbeit nach Hause kam, ließ meine Frau mich nicht in die

Wohnung. Durch die Wohnungstür teilte sie mir mit, ich möge in einer halben Stunde wiederkommen. Ich ging weg und beobachtete die Wohnungstüre. Einige Zeit später kam ein Mann aus unserer Wohnung. Es war der Liebhaber meiner Frau. Kurze Zeit später waren wir geschieden.

In solchen Situationen entstehen Emotionen, die schwer unter Kontrolle zu bringen sind. Die Liste der Gefühle scheint endlos zu sein. Es wird zu einem Wechselbad zwischen Enttäuschung, Wut, Zukunftsangst und Selbstvorwürfen.
Aus heutiger Sicht zählt dieses unerfreuliche und schmerzhafte Ereignis zu den besten Dingen, welche mir im Leben passiert sind. Nach diesem Ereignis nahm mein Leben einen völlig neuen Verlauf. Es ist so, als hätte ich es auf ein anderes Gleis gestellt und wäre in eine andere Richtung weitergefahren. Ich würde ohne dieser entscheidenden Wende, neben vielen anderen Dingen auch, heute sicherlich nicht dieses Buch schreiben.

- *Suchen Sie immer nach der Ursache solcher Ereignisse und versuchen Sie, den wirklichen Hindergrund zu erkennen. Vermeiden Sie dabei aber jede Schuldzuweisung.*

Suchen Sie die andere Seite, das Positive. Vielleicht ist es eine neue Herausforderung, die Sie bewältigen können, eine neue Möglichkeit, die sich für Sie auftut, oder eine neue Chance, was immer auch zutreffend und möglich ist. Die andere Seite kann möglicherweise erst Jahre später für Sie sichtbar werden. Hören Sie nicht auf zu suchen und glauben Sie daran, diese Seite zu finden.

- *Erstellen Sie eine Liste Ihrer Gefühle. Schreiben Sie auf, was Sie alles und warum Sie es empfinden.*

Schreiben Sie bei schwierigen Situationen die Ursachen auf, warum es dazu gekommen ist. Verändern Sie die Gedanken, welche Sie sich über diese Situation machen, und Ihre Gefühle werden sich verändern. Erzeugen Sie ein offenes positives Gefühl durch Ihre Gedanken.
Die Ursachen eines Gefühles, einer Situation zu erkennen, bringt noch einen weiteren Vorteil. An der Ursache können Sie erkennen, ob Sie in der Vergangenheit einen Fehler gemacht haben und können diesen zukünftig vermeiden.
Was immer Sie auch tun um, Ihre unerwünschten Gefühle abzustellen, wie erfolgreich Sie damit sind oder nicht, ist nicht so entscheidend wie die Tatsache, dass Sie überhaupt etwas dagegen tun!

- *Nichts tun oder tun können verschlimmert jedes Gefühl. Nur wenn Sie in der Lage sind zu handeln, etwas zu tun, werden Sie Ihre Gefühle in den Griff bekommen.*

Jede Situation, bei der wir handeln wollen, aber nicht können, vermittelt uns das Gefühl der Ohnmacht. Wir haben keine Macht, die Situation zu verändern. Derartige Situationen können wir in vielen Varianten erleben. Eine schwere Krankheit, bei der wir völlig auf die Hilfe anderer angewiesen sind, eine Gewaltanwendung oder ein Raubüberfall, bei dem wir uns als Opfer nicht wehren konnten, sind extreme Beispiele dafür. Wenn wir in solchen Situationen auch nur geringfügig reagieren, etwas dagegen unternehmen, wird das Gefühl der Ohnmacht kleiner oder

ganz verschwinden, denn wir haben zumindest einen Teil des Geschehens kontrolliert.
Aber auch Gefühle, welche wir ohne Widerstand auf uns einwirken lassen, in die wir uns vielleicht selbst noch weiter hineinsteigern, lassen das Gefühl der Ohnmacht entstehen. Wenn diese Gefühle außer Kontrolle geraten, sind wir ihnen völlig ausgeliefert.

- *Wir sind ohnmächtig vor Wut oder vor Angst und damit unfähig, dagegen etwas zu unternehmen.*

Wir haben dann keinen Einfluss mehr auf das, was mit uns geschieht, und auf das, was wir tun. Wir haben uns nicht mehr unter Kontrolle. Die weitere Vorgangsweise sollten Sie dann je nach Fortschritt Ihrer Ohnmachtsanfälle mit Ihrem Psychiater besprechen.
Zu einer ähnlichen Situationen kann es auch kommen, wenn wir ständig unsere Gefühle unterdrücken. Wir Menschen sind durchaus in der Lage, immer wieder Gefühle mit unterschiedlichen Techniken aus unserem Bewusstsein zu eliminieren. Wir reden uns ein, dass es nicht so schlimm ist und wir den Ärger einfach vergessen sollten. Wir überspielen unsere Gefühle mit dem Gedanken daran, dass es anderen noch schlechter geht. Wir verdrängen und vergessen damit unsere Gefühle wirklich eine Zeit lang. Unser inneres Bewusstsein vergisst sie aber nicht, sammelt diese Gefühle und hat eines Tages genug davon.

- *Warten Sie nicht auf den Vulkanausbruch!*

Irgendwann ist der Topf voll, und eine Kleinigkeit bringt ihn zum Überlaufen. Eine Kleinigkeit zu viel, und Ihr inneres Bewusstsein bricht mit allen aufgestauten Gefühlen wie ein Vulkan aus. Sie können sich sicherlich vorstellen oder kennen es bereits, wie Ihre Mitmenschen reagieren, wenn Sie wegen einer Kleinigkeit explodieren. Wenn Sie im wahrsten Sinne des Wortes ausrasten und außer sich sind mit allen für Sie und Ihre Mitmenschen negativen Folgen.

- *Wegen eines kleinen Fehlers war er plötzlich außer sich vor Wut!*

Auf jeden Fall werden Ihre Mitmenschen kein Verständnis für Ihren Gefühlsausbruch aufbringen, da sie Ihre Gefühlsansammlung nicht kennen. Derartige Vulkanausbrüche sollten Sie daher unbedingt vermeiden. Das können Sie erreichen, wenn Sie keine Gefühle unterdrücken, sondern sie in mündlicher oder schriftlicher Form auskommunizieren.

Gefühle richtig äußern

Verarbeiten Sie Ihre Gefühle, drücken Sie in Ihrem Gespräch, in Ihrem Schreiben Ihre Gefühle aus. Nicht nur das Erkennen und Verändern von Gefühlen ist für uns Menschen wichtig, sondern auch, dass wir sie den anderen mitteilen. Nur wenn wir den anderen Menschen sagen, was wir empfinden, wird er uns wirklich verstehen, wird er sehen, was in uns vorgeht, und begreifen, was wir ihm vermitteln wollen.
Schon Adam musste lernen, dass Eva von ihm erwartete, dass er ihre Gefühle verstand. Zumindest müsste er sich ihre Gefühle, vor der Höhle sitzend, anhören.

Als Hans abends von der Arbeit nach Hause kam erzählte ihm Veronika ihren Tagesablauf und berichtete unter anderem auch Folgendes:
„Die Lehrerin von Fritz hat angerufen und mir mitgeteilt, unser Sohn prügelt sich andauernd mit anderen Kindern! Du brauchst Fritz aber nicht mehr zu bestrafen, er hat von mir schon Hausarrest bekommen, und zwar für drei Wochen!"

Hans wird bei dieser Schilderung kaum verstehen, welche Gefühle Veronika beim Anruf der Lehrerin empfunden hat. Vielleicht meint er dann auch, die Strafe für Fritz sei zu hoch, und sie beginnen darüber zu streiten. Oder er gibt Veronika keine Antwort, da ihm die Angelegenheit nicht wichtig erscheint, und seine Frau bleibt mit ihren Ängsten um die Zukunft ihres Sohnes allein.
Ein ganz anderes Verständnis dagegen wird Hans beim nachstehenden Beispiel für die Gefühle von Veronika aufbringen.

„Die Lehrerin von Fritz hat angerufen, was mich sehr überrascht hat! Sie hat mir mitgeteilt, unser Sohn prügelt sich andauernd mit anderen Kindern. Momentan war ich sprachlos und wusste gar nicht, was ich ihr sagen sollte! Ich habe dann mit Fritz ein ernsthaftes Gespräch geführt und war sehr entsetzt über seine Aussagen! Ich habe das Gefühl, unser Sohn neigt zu Gewalttaten hin! Ich mache mir ernsthaft Sorgen um seine Zukunft! Fürs erste hat er von mir drei Wochen Hausarrest bekommen. Wir sollten uns über dieses Problem ausführlich unterhalten!"

Die eigenen Gefühle nicht auszusprechen, kann viele Ursachen haben. Wir trauen uns einfach nicht, weil es uns in der Kindheit aberzogen wurde. Wir in der Kindheit

ständig miterleben mussten, dass es falsch ist, seine Gefühle herzuzeigen. Wir haben gelernt, dass es besser ist jemanden anzulügen, ihm etwas vorzumachen oder vorzutäuschen, als ihn durch unsere Gefühle zu verletzen. Die ungeliebte Tante, die wir nicht ausstehen konnten, die aber trotzdem freundlich begrüßt und ein Küsschen, entsprechend dem Wunsch unserer Eltern, bekommen musste, ist so ein Beispiel dafür.
Wir haben aber auch gelernt, solche Verhaltensweisen an den Tag zu legen, weil wir uns vor den Konsequenzen fürchten die entstehen könnten, wenn wir zu ehrlich sind.

- *Über Gefühle spricht man nicht, man zeigt sie auch nicht her! Man sagt auch dem anderen nicht die Wahrheit, wenn sie ihn verletzen könnte!*

Eine weitere Möglichkeit ist, aus Rücksichtnahme auf den Partner die Gefühle nicht zu äußern, um ihn nicht zu belasten oder ihn zu verärgern. Man möchte Streit und unnötig erscheinende Auseinandersetzungen vermeiden. Aber auch die Angst, selbst verletzt zu werden, etwas zu erfahren, das uns selbst verletzen könnte, das wir eigentlich gar nicht wissen wollen, weil wir uns vor der Wahrheit des anderen fürchten, ist ein Grund dafür.

- *Wir sprechen Gefühle nicht an, weil wir uns vor der damit verbundenen Antwort fürchten!*
- *Wir fürchten uns davor, auf ein eigenes Gefühl hin angesprochen zu werden, weil wir aus Angst vor unserer eigenen Wahrheit den anderen anlügen würden, um ihn nicht zu verletzen!*

Je gefühlloser wir miteinander kommunizieren, unsere eigenen Gefühle verstecken und die Gefühle unserer Mitmenschen ignorieren, umso weniger gehen wir das Risiko ein, verletzt zu werden oder jemanden zu verletzen. Da alles in unserem Leben zwei Seiten hat, bedeutet diese Einstellung, ein leeres und unbefriedigendes Dasein zu führen. Gefühle zu meiden bedeutet, ein Leben ohne Inhalt zu leben.

- *Unsere Gefühle sind das Gewürz, der Inhalt unseres Lebens!*

Je mehr Gefühle wir in unserem Leben zulassen, uns für die Gefühle der anderen Menschen interessieren, umso erfüllter wird unser Dasein verlaufen, umso näher kommen wir dem Sinn des Lebens.
Je intensiver wir uns für die Gefühle unserer Mitmenschen interessieren, umso mehr Möglichkeit haben wir, auch einen Einfluss auf diese Gefühle zu nehmen. Wir sind durchaus in der Lage, die Gefühle der andere Menschen zu bremsen oder sie in eine andere Richtung zu lenken. Entscheidend ist nur, wie wir es tun, was wir vorhaben und was wir dabei letztlich erreichen.

A*ls er ohne anzurufen zwei Stunden später als vereinbart nach Hause kam, war des Essen kalt, die Kerzen heruntergebrannt und seine Frau wütend. Sie hatten geplant, mit einem romantischen Abendessen den zweiten Hochzeitstag zu feiern. Er hatte aber noch einen dringenden Geschäftstermin wahrgenommen. An ihrem Gesichtsausdruck konnte er bereits erkennen, wie zornig sie war.*

„Reg dich jetzt nicht auf, ich kann nichts dafür!“ Mit diesen Worten versuchte er sie zu beruhigen und sich

selbst zu rechtfertigen. Und sie regte sich auf. Der Abend endete mit einer Auseinandersetzung, wie sie in ihren zwei Ehejahren noch keine geführt hatten.

Die Aussage *reg dich nicht auf* alleine provoziert schon Streit. Sich dann noch zu rechtfertigen ist das Dümmste, was man in einer derartigen Situation tun kann. Jede Rechtfertigung wird zu einer Kampfansage, da sie dem Partner das Gefühl vermittelt, selbst an der Situation schuld zu sein. Der Partner fühlt sich dadurch vollkommen unverstanden und ist mit Sicherheit ziemlich verletzt.
Mit dem zweiten Beispiel soll versucht werden, die richtige Wortwahl zu finden. Sie müssen Verständnis vermitteln, und Ihre Aussage muss frei von Rechtfertigungen sein.

„Ich weiß, du bist zu Recht erzürnt, ich verstehe, wenn du dich jetzt aufregst! Es tut mir auch sehr Leid, dass ich dir das angetan habe! Kann ich etwas tun, um diesen unverzeihlichen Fehler wieder einigermaßen zu korrigieren?“

Mit diesen Worten kann er die Situation nicht mehr verändern. Er kann auch ihre Gefühle nicht ausschalten, aber er kann ihr wenigstens das Gefühl geben, dass er sie ernst nimmt und begriffen hat, was er ihr mit seinem gedankenlosen Zuspätkommen angetan hat. Dadurch verringerte sich ihr Zorn gleich wesendlich, und sie wird eher bereit sein, ihm zu verzeihen.

- *Versuchen Sie nicht nur die anderen zu verstehen, seine Gefühle wahrzunehmen und darauf einzugehen. Lernen Sie auch, richtig zu kommunizieren.*

Es kommt sehr oft darauf an, nicht nur etwas zu sagen, sondern es vor allem richtig zu sagen. Richtig miteinander sprechen lernen Sie, wenn Sie Ihre Gefühle, die nach einer Aussage entstanden sind, sofort Ihrem Gesprächspartner mitteilen. Sie erinnern sich noch, Adam mochte es nicht, wenn Eva zu ihm sagte: „Kannst du!“ Sicherlich konnte er, schließlich war er ja stark genug. Wenn Adam den Ärger, den er bei dieser Aussage verspürte, sich selbst nicht bewusst gemacht und Eva mitgeteilt hätte, würde Sie nie erfahren haben, dass Sie falsch mit ihm kommuniziert.
Mit der richtigen Kommunikation lernen wir nicht nur unsere eigenen Gefühle kennen, sondern auch die unserer Mitmenschen. Wir lernen dabei, unseren Gefühlen den richtigen Namen zu geben. Wir lernen die Ursachen ihrer Entstehung kennen und können unser eigenes und das Verhalten unseres Gesprächspartners beobachten.
Wir sollten daher bereits bei der Erziehung unserer Kinder anfangen umzudenken. Wir sollten, anstatt ihnen ihre Gefühle zu verbieten, sie ermuntern, diese zu äußern und zu zeigen. Wir sollten aber auch lernen, mit gutem Beispiel voranzugehen und unseren Kindern unsere eigenen Gefühle in jeder Situation zu zeigen. Denken Sie bitte über den Unterschied der nachstehenden elterlichen Aussagen nach.

- *Dein momentanes Benehmen ist eine Katastrophe und macht uns vor allen Menschen lächerlich!*
- *Dein momentanes Benehmen enttäuscht mich ein wenig und stimmt mich traurig!*

- *Schämst du dich nicht, Buben weinen nicht, so schlimm kann doch diese Enttäuschung für dich nicht sein!*
- *Ich verstehe, dass du enttäuscht bist. Ich würde wahrscheinlich auch so empfinden und mich ausheulen!*

Entscheidend in diesem Lernprozess ist, dass wir den anderen Menschen unabhängig seines Alters und seiner Herkunft das Recht auf seine eigenen Gefühle zugestehen. So wie wir das Recht haben, unsere Gefühle zu äußern, haben auch unsere Mitmenschen, unsere Kinder das Recht dazu, ihre Empfindungen uns mitzuteilen.

- *Dem anderen seine Gefühle zugestehen bedeutet aber nicht, ihm auch in der Sache Recht geben zu müssen. Es bedeutet auch nicht, seine eigenen Interessen hinten anstellen zu müssen.*

Wer die eigenen Interessen und Gefühle von vornherein den Interessen und Gefühlen des anderen unterordnet, hat Angst vor einer Aussprache und der vielleicht damit verbundenen Auseinandersetzung. Er lebt mit dem Gefühl der Angst, den anderen vielleicht zu verletzen oder ihn gar zu verlieren.
Wenn Sie so vorgehen, müssen Sie nicht nur die Last der Gefühle und die oft damit verbundenen Sorgen alleine tragen. Eines Tages wird Ihnen die Last zu viel, und Sie werden den gewaltigen Druck wegen einer einzigen Sache nicht mehr aushalten, und Ihr Vulkan wird ausbrechen.

- *Ihr Partner wird mangels Wissen über Ihre aufgestauten Gefühle wenig Verständnis dafür auf-*

bringen, dass Sie sich wegen einer Kleinigkeit so aufregen!

Sie haben es verabsäumt, ihm Ihre Gefühle mitzuteilen. Sie haben ihm nicht gesagt, was Sie im Laufe der Zeit alles empfunden haben, was für Sie besonders wichtig war.
Sie sind vielleicht auch der Meinung, Ihr Partner müsse Ihre Gefühle sowieso verstehen, auch dann, wenn Sie diese nicht zum Ausdruck bringen. Sie können nicht erwarten, dass andere Menschen Ihre Gefühle kennen, wenn sie diese nicht aussprechen.
Aber nicht nur in einer Partnerschaft sollten Sie Ihre Gefühle mitteilen, sondern überall dort, wo Sie mit Menschen glaubhaft kommunizieren wollen.

- *Wenn wir unsere Gefühle nicht äußern, vermitteln wir unserem Zuhörer auch nicht die Wichtigkeit der Botschaft!*

Sollte die Wichtigkeit einer Sache den Zuhörer auch erreichen, müssen wir unsere Gefühle auch entsprechend mitteilen. Wenn wir es nicht tun, wird er auch die Wichtigkeit nicht erkennen. Wir dürfen nicht erwarten, dass der Zuhörer unsere Gefühle kennt.
Es könnte aber auch umgekehrt sein, dass er unsere Gefühle spürt, uns ansieht, wie es uns geht, und seine dadurch entstehenden Empfindungen mit unserer gefühllosen Erklärung nicht in Einklang bringen kann. Dann versteht er uns noch weniger.

- *Ihre Handlungen, Ihre Aussagen und Ihre Gefühle müssen in Einklang miteinander stehen.*

Sagen Sie das, was Sie empfinden. Sie werden für Ihren Gesprächspartner, für Ihre Zuhörer glaubwürdiger und verständlicher und vermeiden dadurch Missverständnisse und vielleicht auch unnötige Auseinandersetzungen. Geben Sie nur Informationen weiter, die für Sie auch stimmig sind. Ihre Aussagen müssen Ihren Gefühlen entsprechen. Sie müssen hinter dem, was Sie sagen, auch stehen, sonst merken Ihre Zuhörer das sehr schnell.

- *Wenn die Zuhörer schon am Ton Ihrer Aussage und an Ihrem Gesichtsausdruck Ihren Zorn mitbekommen, warum sagen Sie dann nicht gleich, dass Sie zornig sind?*

Wir sind es nicht gewohnt, wir haben es verlernt, unsere Bedürfnisse und Gefühle offen und verständlich zu formulieren, sie jederzeit zu erkennen und sie in unsere Überlegungen einzubeziehen. Wir können es aber lernen. Neben dem Mut und der Selbstüberwindung, die dazugehört, ist vor allem wichtig, nicht darauf zu vergessen. Wir nehmen uns heute etwas vor, und morgen tun wir es schon nicht mehr. Sie sollten sich einen Mechanismus einfallen lassen, der Sie ständig daran erinnert, bis Sie gar nicht mehr anders können.

Die Gefühle der anderen

Beeinträchtigt wird unser Leben nicht nur von unseren eigenen Gefühlen, sondern auch von den Gefühlen unserer Mitmenschen. Das Gleiche geschieht natürlich auch umgekehrt.

Daher muss Ihnen auch bewusst sein, dass Ihre Worte bei Ihren Mitmenschen ebenfalls Gefühle auslösen. Mit Ihren Worten sind Sie in der Lage, bei anderen Menschen kurzzeitige oder langfristige gefühlsmäßige Änderungen herbeizuführen. Ihre Worte können durchaus eine ständige Veränderung im Leben des anderen Menschen bewirken.

- *Achten Sie besonders darauf, wie Sie auf Gefühlsäußerungen anderer Menschen reagieren.*

Menschen, die Ihnen ihre Gefühle mitteilen, sind meist weitaus empfindsamer und verletzlicher als solche, die es nicht tun. Den Schaden, den Sie durch Ignoranz, durch falsche Reaktionen oder Antworten anrichten können, ist dann kaum wieder gutzumachen. Menschen, die ihre Gefühle mitteilen, erwarten Verständnis und Toleranz für ihre Empfindungen.

- *Lernen Sie, den anderen Menschen zu respektieren und zu tolerieren, auch wenn seine Gefühle und Ansichten für Sie fremd sind!*

Toleranz heißt nicht gutheißen, was der andere sagt oder tut, sondern unvoreingenommen dem anderen gegenüberzustehen, seine Gefühle zu verstehen versuchen und mit ihm darüber zu sprechen. Fühlen und denken Sie sich in den anderen hinein, bleiben Sie aber der, der Sie sind. Den anderen Menschen zu verstehen ist nicht gleichzusetzen damit, seine Meinung anzunehmen oder sie zu teilen!

- *Halten Sie sich mit Bewertungen zurück, hören Sie lieber genau zu!*

Finden Sie die Ursache seines Verhaltens heraus. Oft sind die wahren Hintergründe ganz banal. Es liegt vielleicht nur daran, dass wir alle verstanden und akzeptiert werden wollen. Dass wir alle Anerkennung brauchen und erwarten, sie auch zu bekommen. Manche Menschen setzen vielleicht bewusst oder auch unbewusst Handlungen, nur um damit aufzufallen und so Aufmerksamkeit zu erregen.

- *Aktives Zuhören ist Anteilnehmen am Gefühl des anderen Menschen.*

Nur so können wir seine ganze Persönlichkeit wahrnehmen. Wir haben das allerdings fast ausnahmslos verlernt. Wir meinen meist am Beginn eines Satzes schon zu wissen, was uns der andere mitteilen möchte. Machen uns sofort unsere eigenen Gedanken darüber, denken über eine Antwort nach und hören den Rest des Satzes nicht mehr. Der Mensch, und was hinter seinen Aussagen und Gefühlen steckt, ist uns völlig gleichgültig. Wir gehen nur mehr unseren eigenen Vermutungen und Gefühlen nach und suchen nach deren Bestätigung. Mit dieser für viele Menschen typischen Verhaltensweiße werden wir aber nie die Gefühle anderer Menschen wirklich kennen lernen.
Sie sollten aber auch darauf reagieren, wenn das Verhalten Ihrer Mitmenschen Sie belastet, wenn Sie mir den Gefühlen oder den Gefühlsäußerungen anderer Probleme haben.

Jede, aus seiner Sicht ungerechte Handlung ließ ihn wütend werden. Da er seinen Zorn nicht unter Kontrolle hatte, wurde er sehr häufig laut und tat seine Meinung kund. Einige Menschen verschreckte er damit. Diese begannen ihn deswegen zu meiden. Andere ließen sich das nicht gefallen, und es kam zu Streitigkeiten. Auch bei seinen Vorgesetzten war er wegen seiner Wutausbrüche nicht beliebt.

Sind Sie derartigen Wutausbrüchen ausgeliefert, weil es vielleicht um Ihren Arbeitsplatz geht, Ihr Chef der Schreihals ist, sollten Sie ihm bei passender Gelegenheit trotzdem Ihre Meinung sagen. Wenn es sich dabei um Ihren Partner handelt, sollten Sie ihm erst recht Ihre Meinung mitteilen.

Ich erinnere mich noch genau an einen Abteilungsleiter in einem Konzern, in dem ich einige Jahre beschäftigt war. Er schrie nicht nur mit seinen Mitarbeitern, sondern auch mit allen anderen, auch mit mir, da ich dienstlich oft etwas von ihm brauchte. Eines Tages begann ich unser Gespräch mit dem Satz: *„Sie können ruhig mit mir schreien, ich bitte Sie aber trotzdem um Ihre Unterstützung!“* Er schrie nicht und tat es bei mir nie wieder.

Wir treffen aber auch auf Menschen, vor allem im engeren Freundeskreis und in der Familie, die ein eigenartiges Spiel, meist unbewusst, mit uns treiben. Sie sehen sich häufig als Opfer einer für sie nicht lösbaren Situation. Sie erzeugen mit ihren ständigen Aussagen, wie schlecht es ihnen geht, Schuldgefühle in uns. Durch Schuldzuweisungen versuchen sie, von uns Unterstützung, Verständnis oder auch nur mehr Zeit und Aufmerksamkeit zu bekommen.

Dieses Problem kann nur gelöst werden, wenn die wahre Ursache und die damit verbundenen Gefühle angesprochen werden. Helfen Sie diesem Menschen dabei, indem Sie seine Gefühle ansprechen. Erst wenn ihm seine Gefühle bewusst sind, er sie kennt, kann er darüber sprechen. Solche Menschen haben oft keinen Namen für Ihre Gefühle. Reagieren Sie sinngemäß mit nachstehenden Fragen:

„Bist du beunruhigt, wie sich die Situation entwickelt?“
„ Hast du Angst, weil du momentan keinen Ausweg siehst?“
„Hegst du Zweifel über die Richtigkeit deiner Entscheidung?“

Geben Sie dem anderen eindeutig zu verstehen, seine Gefühle sind für Sie verständlich und wichtig. Zeigen Sie ihm, dass er mit Ihnen über seine Gefühle sprechen kann, Sie Verständnis dafür haben und bereit sind, ihn zu unterstützen. Vermitteln Sie diesem Menschen, dass der direkte Weg, seine Gefühle zu äußern, der richtigere ist, er damit mehr erreichen kann als mit indirekten Schuldzuweisungen.
Manche Menschen werden Sie auch mit sehr viel Verständnis nicht abbringen, ihre Opferrolle weiterzuspielen. Es scheint so zu sein, dass sich diese Menschen im Laufe ihres Lebens derartig daran gewöhnt haben, Opfer zu sein, sie nicht mehr anders können und ständig neue Gründe suchen, um zu leiden. Hier ist es empfehlenswert, sich durch geeignete Maßnahmen selbst zu schützen und nicht mehr mitzuspielen.

- *Lassen Sie es nicht zu, dass man Sie in negative Gefühle hineinzieht.*

Betreiben Sie soweit wie möglich Selbstschutz vor negativen Gefühlen und Einflüssen von außen! Vor allem von solchen, die permanent auf Sie einwirken. Freunde, Familienangehörige oder Arbeitskollegen, die es ständig schaffen, dass Sie sich unwohl fühlen, können Sie ruhig gegen irgendwelche Feinde austauschen. Diese haben auch keinen größeren negativen Einfluss auf Ihr Leben.

Lassen Sie negatives nicht zu

Negatives im Hinblick auf ein zufriedeneres Leben kann uns von vielen Seiten treffen. Einer der entscheidendsten Einflussfaktoren ist der Umgang mit unseren eigenen Gedanken, Worten und Gefühlen.
Äußern wir gedankenlos unsere momentanen, aus einer Laune heraus entstehenden Gefühle in einer Art und Weise, dass wir von der Richtigkeit dieser Worte überzeugt sind, werden diese von unserem inneren Bewusstsein auch so abgespeichert.
Montag Morgen, zu spät aufgestanden!

- *„Diese Woche fängt ja schon wieder gut an!“*

Solche oft gedankenlose Aussagen beeinflussen unsere Stimmung sofort. Oder glauben Sie, wenn die *Woche schon so gut anfängt*, dass Sie dann noch fröhlich zur Arbeit fahren. Genauso wie Sie es gedacht oder sogar laut gesagt haben, werden Sie es auch Empfinden.

- *„Ich muss ja krank sein, wenn ich das auch noch mach!“*
  „Und da soll man kein Magengeschwür bekommen!“
  „Wenn ich nur daran denke, wird mir schon schlecht!“

Diese Worte werden, wenn wir sie für uns glaubhaft aussprechen oder denken, sie ständig wiederholen, zu einer fixen Programmierung. Sie können zu einer Bestellung beim Leben werden. Sie werden krank und bekommen Ihr Magengeschwür, genauso, wie Sie es bestellt haben. Wundern Sie sich dann darüber nicht.

Hören Sie genau hin, wenn Sie selbst etwas sagen oder denken. Ist es nicht in Ihrem Sinn, stoppen Sie den Gedanken sofort. Legen Sie sich einen geistigen Radiergummi zu, um solche falsche Aussagen und Gedanken zu löschen.
Hören Sie so einen Satz, ob laut gesprochen oder von Ihrer inneren Stimme vorgetragen, radieren Sie ihn aus. Ersetzen Sie ihn durch einen positiven. Ich freue mich auf meine Arbeit, ja, ich freue mich wirklich. Wiederholen Sie diesen positiven Satz so lange, bis Sie sicher sind, den negativen Gedanken wirklich ausradiert zu haben. Verändern Sie Ihre Gedanken.
Damit sind wir beim zweiten wichtigen Faktor, der uns negativ beeinflussen und damit schaden kann. Menschen mit negativer Lebenseinstellung und den davon abgeleiteten Aussagen beeinflussen uns genauso wie negative Informationen aus Presse und Rundfunk. Wir werden überhäuft von negativen Nachrichten. Wir erfahren in kürzester Zeit, wo auf der Welt eine Naturkatastrophe oder ein Krieg ausgebrochen ist. Wir wissen, wo etwas Schreckliches geschehen ist, und beschäftigen uns zwangsweise damit. Wir werden zwangsbeglückt und gleichzeitig aufgefordert, Anteil zu nehmen.

- *Wir empfinden deprimierende Gefühle, ausgelöst von Ereignissen, welche wir nicht beeinflussen konnten noch zu verantworten haben!*

Unsere Stimmung wird automatisch gedrückt. Ich meine, es ist nicht notwendig, über jeden Mord, jedes Hochwasser, jede Katastrophe und über alles, was sonst noch geschieht, Bescheid zu wissen. Wir müssen zumindest nicht über jedes kleine Detail informiert sein.

- *Wir sind nicht verantwortlich für das Unglück von Menschen, die in Situationen gekommen sind, welche wir nicht beeinflussen konnten!*

Manche Massenmedien aber scheinen sich einzubilden, dass ihre Quoten, ihre Leserzahlen steigen, wenn sie jede Katastrophe voll ausschlachten, so lange vom selben Ereignis berichten mit möglichst immer genaueren Informationen darüber, bis sich etwas neues Schreckliches ereignet. Den Menschen durch indirekte Aufforderungen das Gefühl vermitteln, am Ereignis mittrauern zu müssen, mit der nahe liegenden Konsequenz dann auch mitleiden zu müssen.
Werden Menschen nach einem tragischen Ereignis zur kollektiven Trauer aufgefordert wird damit nichts Positives erreicht. So schlimm das jeweilige Ereignis auch gewesen sein mag, so bedauernswert es ist, es verändert nicht die Situation und hilft niemandem, wenn die ganze Welt mittrauert und mitleidet!
Verständnis aufzubringen für das Leid der Opfer und unterstützend mitzuwirken, das Geschehene zu verarbeiten, ist sinnvoller als mitzuleiden. Mitleid hat noch nie jemandem wirklich geholfen, Verständnis zu haben dagegen wirkt sofort!

- *Werden Sie zum kritischen Konsumenten von Presse- und Rundfunkmeldungen. Lesen Sie gute Bücher, beschäftigen Sie sich mit Ihrer Familie, Ihren Freunden oder sich selbst.*

Es gibt letztlich keinen einzigen Grund, sich für einen längeren Zeitraum ärgern oder verletzen zu lassen, dieses Gefühl aufrechtzuerhalten und darunter auch noch zu leiden.

Auch das Allerschlimmste, das uns Menschen geschehen ist oder noch geschehen kann, hat etwas Gutes und Positives an sich, auch dann, wenn wir es nicht sehen können, gibt es eine zweite Seite.

Dem Leben einen Sinn geben

Die größte Erfüllung, die in unserem Leben möglich ist, können wir nur erreichen, wenn wir uns selbst verwirklichen. Mit der Selbstverwirklichung geben wir unserem Leben den Sinn, den es haben kann. Ohne Selbstverwirklichung bleibt der Lebenssinn weitgehend unerreicht.
Selbstverwirklichung bedeutet, der Mensch zu sein oder zu werden, der man gerne sein möchte. Das zu tun, was einem am meisten liegt, damit auch die größte Freude bereitet und das Leben wirklich erfüllt. Dabei darf man keine Kompromisse eingehen und sich selbst nichts vormachen.

- *Der erste Schritt zur Selbstverwirklichung ist die Selbsterkenntnis!*

Sich selbst erkennen können Sie nicht, wenn Sie sich nur eine halbe Stunde entspannt zurücklehnen und glauben, Sie wissen dann bereits, wer Sie wirklich sind, wo Ihre größten Fähigkeiten liegen und was Sie wirklich im Leben wollen.
Es könnte natürlich auch sein, dass plötzlich ein Geistesblitz, eine Intuition Ihnen sagt, welcher Weg für Sie der richtige ist, wo Ihr Lebensziel liegt und in welcher Art und Weise Sie sich selbst verwirklichen können. Dazu ist es aber notwendig, dass Sie auf Ihre Intuition hören, ihr auch vertrauen und das tun, was sie Ihnen vorschlägt. Die meisten Menschen aber hören nicht auf ihre Intuition und machen sich auch nicht die Mühe, sich selbst richtig kennen zu lernen, sondern folgen irgendeinem ihrer Glaubensgrundsätze. Sie sind dann von diesem Glau-

bensgrundsatz so überzeugt, dass sie meinen, darin auch den Sinn ihres Lebens gefunden zu haben.

- *Sie glauben, dass Ihr derzeitiger Lebensinhalt für Sie die Erfüllung Ihres Lebens ist!*

Sie denken dann nicht mehr nach, prüfen nicht, wo sie gerade im Leben stehen, und überlegen nicht, ob sie vielleicht etwas anderes tun sollten, um zur Selbstverwirklichung zu gelangen. Sie gehen stur ihren Weg mit dem Bestreben, jede Veränderung zu vermeiden mit allen damit verbundenen Nachteilen. Sie nehmen damit in Kauf, ein eintöniges und unbefriedigendes Leben zu führen.
Um das zu vermeiden, müssen Sie gelegentlich prüfen, ob Sie noch auf dem richtigen Lebensweg sind. Bei einer Wanderung prüfen Sie auch immer wieder, ob Sie noch der Markierung folgen, die Sie ausgewählt haben. Wenn Sie sich ursprünglich für eine grüne Markierung entschieden haben, diese auf einmal rot ist, folgen Sie zwar immer noch einer Markierung, aber mit Sicherheit der falschen. Wenn Sie in Ihrem Leben einem Glaubensgrundsatz folgen, ohne zu überprüfen, ob er noch der richtige ist, könnte es sein, dass Sie ebenfalls einem falschen nachfolgen und damit nicht mehr am richtigen Weg sind.

- *Es ist für uns Menschen sinnvoll, von Zeit zu Zeit eine Standortbestimmung durchzuführen, wo wir im Leben gerade stehen!*

Wenn Sie nicht wissen, wo Sie gerade stehen, können Sie auch nicht bestimmen, in welche Richtung Ihr Weg weiterführt. Nicht zu wissen, wo man sich befindet, sich zurzeit aufhält, bedeutet automatisch orientierungslos zu

sein. Dadurch haben Sie keine Möglichkeit mehr, Ihr Lebensziel geplant anzusteuern und werden orientierungslos herumirren.
Sie können bei einer derartigen Standortbestimmung aber auch feststellen, dass sich auf Grund Ihrer fortgeschrittenen Lebenserfahrung Ihre Wünsche und Bedürfnisse verändert haben. Dadurch veränderten sich auch unbemerkt Ihre Interessen und völlig neue Lebensziele können so entstanden sein.

- *Sie sollten dann entsprechend Ihrer neuen Lebensziele Ihre Glaubensgrundsätze ändern und den Mut aufbringen, die notwendigen Veränderungen auch durchzuführen!*

Manche Menschen werden sich durch neue Erkenntnisse auch verändern und ihrem Leben eine neue Richtung geben. Bei manchen Menschen aber wird der Fall eintreten, dass sie eines Tages zwar genau wissen, was sie wollen, sie werden aber ihre neuen Wünsche trotzdem nicht realisieren können. Eine, ihnen meist von anderen Menschen auferlegte Denkungsweise und die damit verbundenen Glaubensgrundsätze wurden für sie zur Zwangsjacke und verhindert damit ihre freie Entfaltung. Dieser Zustand wird so lange andauern, bis diese Menschen ihn erkannt haben und die Kraft aufbringen, diese Zwangsjacke abzulegen. Dann erst werden sie eine Möglichkeit sehen, wie sie eine Änderung herbeiführen können.

Erkenne dich selbst

Eine Möglichkeit, sich selbst zu erkennen, könnte sein herauszufinden, ob, und wenn ja, welche Rolle Sie wo

spielen. Spielen Sie den liebenden, treuen Partner in Ihrer Beziehung? Den geduldigen und verständnisvollen Elternteil Ihren Kindern gegenüber? Den treuergebenen Mitarbeiter Ihrem Arbeitgeber gegenüber trotz Ihrer inneren Kündigung? Den Macho, der alles besser weiß, oder spielen Sie mehrere Rollen gleichzeitig?
Unsere Glaubensgrundsätze, unsere innere Stimme, die uns ständig etwas zuflüstert, und unsere Mitwelt ist, weil wir meist bis jetzt nichts dagegen getan haben, dafür verantwortlich, dass wir uns so sehen, wie wir uns sehen möchten oder müssen. Durch diese Sichtweise wird verhindert, dass wir uns so sehen können, wie wir wirklich sein könnten. Wir sehen nicht unsere wahren Fähigkeiten und Bedürfnisse.
Stattdessen spielen wir die unterschiedlichsten Rollen, weil wir glauben, dass es so sein muss, unsere Mitmenschen es von uns so erwarten. Oder wir einfach nur meinen, einen persönlichen Nutzen daraus ziehen zu können, weil wir die Erfahrung gemacht haben, dass wir schneller an ein Ziel kommen, erfolgreicher sind, wenn wir unseren Mitmenschen etwas vorspielen.

- *Wir haben von Kindheit an gelernt, unterschiedliche Rollen zu spielen!*

In diese Rollen können wir hineingedrängt worden sein, oder wir haben sie uns selbst ausgesucht. Wir spielen diese Rollen möglicherweise nur, weil wir hoffen, dadurch unsere Bedürfnisse erfüllt zu bekommen und damit auch die von jedem Menschen sehnlichst erwünschte Anerkennung erhalten.
Viele der Rollen, die wir spielen, wurden uns auf jeden Fall anerzogen und sind Teil einer langen gesellschaftlichen Tradition. Partner-, Mutter- und Hausfrauenrollen sind typische Beispiele dafür. Derartige Rollen können

auch durchaus eine Zeit lang alle Bedürfnisse eines Menschen abdecken. Irgendwann werden diese Menschen aber vielleicht merken, dass ihnen etwas abgeht, sie keine richtige Erfüllung in ihrem Leben mehr finden und eigentlich ein Rollenwechsel angebracht wäre.

- *Wir spielen eine Rolle vielleicht nur weiter, weil wir glauben, dass es so sein muss, es unsere Lebensaufgabe ist, wir nicht anders können!*

Die Erziehung hindert nicht nur Menschen daran, ungewollte Rollen abzulegen, sie verhindert manchmal sogar, dass über die Sinnhaftigkeit dieser Rollen nachdacht wird. Allein schon der Gedanke, die Rolle nicht mehr zu spielen, wird vielleicht als unanständig, unmoralisch oder unverantwortlich empfunden.
Solange wir aber ungewollte Rollen spielen, sind wir weit weg von der Erkenntnis über unsere wahren Bedürfnisse und Fähigkeiten. Erst mit dem Bewusstmachen der Rollen, dem Nachdenken darüber, erkennen wir unter Umständen, dass wir damit eigentlich nicht wirklich glücklich sind und diese Rollen nur gezwungenermaßen spielen, sie uns womöglich anerzogen wurden.

- *Machen Sie sich bewusst, welche Rollen Sie in Ihrem Leben spielen und prüfen Sie, ob damit auch Ihre Bedürfnisse erfüllt werden!*

Mit dem Erkennen einer Rolle versetzen Sie sich in die Lage, sich gedanklich mit dieser Rolle zu beschäftigen und über sich selbst und Ihre Bedürfnisse nachzudenken. Sie haben damit die Möglichkeit, aus sich selbst herauszugehen und sich zu beobachten. Damit werden Sie automatisch zum Zuseher Ihres eigenen Spieles und können miterleben, wie Sie diese Rolle spielen.

- *Als Zuseher Ihres eigenen Spieles können Sie feststellen, ob Sie in Ihrer Rolle eine Befriedigung finden oder nicht!*

Sie werden dann unter Umständen feststellen, dass die eine oder andere Rolle gar nicht so richtig zu Ihnen passt. Sie werden vielleicht das Bedürfnis verspüren, die eine oder andere Rolle zu verlassen und in eine neue zu schlüpfen. Sie werden möglicherweise versuchen, einen Übergang zwischen Ihrer alten und Ihrer neuen Rolle zu finden, der so nahtlos ist, dass Ihre Mitmenschen es nicht mitbekommen, dass Sie die Rolle gewechselt haben. Sie haben vielleicht aber auch die Nase voll durch die Erkenntnis, eine sinnlose Rolle gespielt zu haben, und machen einen radikalen, für alle sichtbaren Schnitt.
Gelingt Ihnen dieser Rollenwechsel nicht, kann es durchaus sein, dass Sie aus der Rolle fallen, sich dann aus der Sichtweise der anderen Menschen zum Beispiel falsch verhalten.
Sie können aber auch von anderen Menschen hinausgedrängt, gezwungen werden, die eine oder andere Rolle aufzugeben. Eine Rolle, die Sie jahrelang gespielt haben, wie die Mutter- oder Partnerrolle, kann auf einmal hinfällig geworden sein.

- *Da wir Menschen dem Anschein nach unbedingt eine Rolle spielen müssen, suchen wir uns sofort eine Ersatzrolle*!

Der Grund dafür könnte sein, dass wir uns nur in einer Rolle sicher und geborgen fühlen. Eine Rolle uns das Gefühl vermittelt, etwas Wichtiges zu tun, und dass wir nur dann entsprechend unserer Erziehung handeln. Wir sind daher bestrebt, ständig irgendeine Rolle zu spielen.

Wir gehen damit möglicherweise das Risiko ein, wieder in eine für uns ungeeignete Rolle hineinzugeraten, weil wir uns nicht die Zeit nehmen nachzudenken, in uns hineinzufühlen, um festzustellen, was wir wirklich wollen. Wir stürzen uns bei solchen übereilten Handlungen vielleicht von einem Extrem ins andere.
Ein wesentliches Gefühl, eine bestimmte neue Rolle anzunehmen, scheint der Trotz zu sein. Das Gefühl den anderen Menschen, dem anderen Geschlecht zu beweisen, zu zeigen, so etwas auch zu können, die gleichen Rechte zu haben, beginnt unser Denken zu bestimmen. Wir glauben daran, entstanden aus einem Gefühl oder Gedanken heraus, eine bestimmte Rolle spielen zu müssen. Wir haben uns dann in kurzer Zeit so an diesen Gedanken gewöhnt, uns angefreundet damit, dass er zu einem neuen Glaubensgrundsatz geworden ist.

- *Fragen Sie sich, wie Sie sich in dieser neuen Rolle fühlen. Ob dadurch Ihre Bedürfnisse erfüllt werden, oder ob Sie aus einem Selbstzwang heraus dieses Spiel spielen!*

Sie können auf längere Zeit gesehen zum Beispiel nicht glücklich werden, wenn Sie aus einer Trotzreaktion heraus gegen die Natur verstoßen und versuchen, eine geschlechtsspezifische Rolle anzunehmen, die dem anderen Geschlecht zugeordnet ist!
Bereits im Paradies hat Gott entschieden, dass es Unterschiede zwischen Adam und Eva geben soll. Diese Unterschiede haben sich bis heute nicht verändert und können auch durch einen Rollentausch nicht verändert werden. Frauen sind Frauen und Männer bleiben Männer, und sie werden es in der Zukunft auch bleiben, auch dann, wenn wir alle die Rollen zu tauschen versuchen.

- *Wenn Sie in einer Rolle einen Zwang verspüren, etwas tun, das nicht Ihrem waren Selbst entspricht, sollten Sie auf jeden Fall die Ursache herausfinden und die Rolle aufgeben!*

Es könnte manchmal bereits reichen, wenn Sie Ihre Trotzreaktion einstellen und zu sich selbst zurückkehren. Sie werden dabei unter Umständen allerdings das Gefühl empfinden, Ihr Gesicht zu verlieren.
Versuchen Sie auf jeden Fall, für sich selbst eine ehrliche Antwort zu finden. Spielen Sie in Ihrem Leben Rollen, die nicht Ihrem Selbst, Ihren Vorstellungen und Wünschen oder Ihrem Geschlecht entsprechen, dann hören Sie so bald als möglich auf, sie zu spielen.

- *Suchen Sie nach den Ursachen, die Sie veranlassen, diese Rollen zu spielen.*

Sie werden die Antwort in Ihrer Bildersammlung finden. Wenn Sie die Bilder gefunden haben, programmieren Sie diese um. Verändern Sie die Glaubensgrundsätze, welche Sie veranlasst haben, bestimmte Rollen zu spielen. Es könnte schmerzlich und mit Ängsten verbunden sein. Sie können dadurch aber eine neue Erkenntnis gewinnen.

- *Es gibt nichts auf dieser Welt, das uns veranlassen sollte, überhaupt eine Rolle zu spielen!*

Das Wort „Spiel“ verwenden wir Menschen für etwas, das wir nicht ernst nehmen, das nur zum Schein dargestellt wird und zur Belustigung und Unterhaltung dient. Spielen bedeutet damit auch, den anderen Menschen etwas vorzumachen. Spielen kann auch ein Zeitvertreib und damit ein Zeichen von Langeweile sein.

Wir lernen spielend, damit wir die Fehlschläge während der Lernphase nicht allzu ernst nehmen. Das Wort Spiel verwenden wir auch bei Wettkämpfen, um den Verlierern das Verlieren leichter zu machen. Die meisten Spiele, die wir heute spielen, sind für viele Menschen allerdings kein Spiel mehr im Sinne von Zeitvertreib oder Sport, sondern ausschließlich ein Kampf um den Sieg.

- *Spielen Sie in Ihren Leben keine Rolle, sondern nehmen Sie Ihre Aufgaben und Verantwortungen sich selbst und den anderen Menschen gegenüber war!*

Wenn Sie in Ihrem Leben eine Rolle annehmen, ist das immer mit Spielen und Spielen immer mit etwas vormachen, vorgaukeln, mit einer Show verbunden. Sie sollten daher alles, was Sie tun, nicht als Rollen, sondern als Aufgaben, als verantwortungsvolle Tätigkeit ansehen.
Es ist, um nur ein Beispiel zu nennen, ein beträchtlicher Unterschied, ob wir eine Elternrolle, Partnerrolle spielen oder diese Tätigkeit als Aufgabe betrachten und die damit verbundene Verantwortung und die Pflichten übernehmen. Wer mit anderen Menschen spielt, geht das Risiko ein, auch mit den Gefühlen dieser Menschen zu spielen.

- *Eine Aufgabe, eine Verantwortung wahrzunehmen ist kein Spiel, sondern eine Herausforderung!*

Wenn Sie eine Aufgabe haben und damit eine Verantwortung übernehmen, haben Sie automatisch auch eine andere Einstellung zur jeweiligen Sache, als wenn Sie etwas nur spielen. Ihre Mitmenschen werden Ihnen auf

jeden Fall dankbar sein, wenn Sie nicht mit ihnen spielen, sondern sie ernst nehmen.
Wenn Sie es schaffen, alle ihre Rollen, die Sie spielen, zu erkennen und bereit sind, diese auch abzulegen, werden Sie feststellen, dass Sie einige Tätigkeiten ersatzlos streichen können, weil keine wirkliche Aufgabe für Sie dahinter steckt.
Wir Menschen neigen dazu, jemandem etwas vorzuspielen, um unser wahres Gesicht, unsere Gefühle und Gedanken nicht herzeigen zu müssen. Wenn Sie Ihrem Partner, Ihren Kindern oder anderen Mitmenschen in den letzten Jahren etwas vorgespielt haben, jetzt zum Spielen aufhören wollen, müssen Sie ihnen die entsprechende Mitteilung machen, auch wenn es schmerzhaft ist.

- *Jemand etwas vorspielen, bedeutet im Leben immer, den anderen und sich selbst etwas vorzulügen!*

Diese Erkenntnis wird Sie nach ihrer Umsetzung von ungeahnten Lasten befreien, weil Sie anfangen können, der zu sein, der Sie sind, weil Sie niemandem mehr etwas vorspielen, vorgaukeln müssen. Dadurch versetzen Sie sich in die Lage, sich selbst so zu erkennen, wie Sie wirklich sind. Dann begreifen Sie langsam, wo Ihre Fähigkeiten liegen, und können herausfinden, was Sie am besten können oder am meisten wollen.

Der Weg zum Ziel

Ich höre sehr häufig den Satz: „*Sie haben es gut, Ihre Arbeit möchte ich haben!*“ Ich werde um meine berufliche Tätigkeit beneidet. Dabei vergisst aber der Neider, dass ich meinen Beruf weder geschenkt bekommen noch irgendwo gewonnen habe. Ich habe das getan, was notwendig war, um mein Ziel zu erreichen.

- *Das Leben läuft nicht wie am Schnürchen ab, es ist nicht geradlinig und einfach.*

Es ist vielmehr zu vergleichen mit einer unendlichen Zahl von Zahnrädern, die alle ineinander greifen, sich gegenseitig antreiben oder manchmal auch behindern. Wie ein Uhrwerk, über das man keinen wirklichen Überblick hat und das bei jedem Menschen anders funktioniert. Und trotzdem ist es möglich, dieses Uhrwerk ein bisschen wenigstens in den Griff zu bekommen, steuernd und lenkend einzugreifen und dadurch den gewünschten Erfolg zu erzielen. Denn alle Zahnräder dieses Uhrwerkes sind nichts anderes als unsere abgespeicherten Bilder und unsere Glaubensgrundsätze. Wenn Sie daran glauben, etwas in Ihrem Leben verändern zu können, werden Sie es auch verändern!
Unterstützt wird unser Bemühen dabei von der Tatsache, dass wir täglich älter werden.

- *Wir verändern uns zwangsläufig durch die neu hinzukommende Lebenserfahrung!*

Wir haben auf Grund dieser für uns unveränderlichen Situation zwei Alternativen zur Auswahl. Wir entwickeln uns so weiter wie unsere Mitmenschen, das scheinbar unvermeidliche Schicksal oder der nicht existierende Zufall und unsere Glaubensgrundsätze es wollen. Oder wir übernehmen die Verantwortung für unser Leben. Wir können dann die automatische Bewegung unseres Lebens, ausgelöst durch die ständige Veränderung des Alterns, nutzen, die Richtung zu verändern. Je schwungvoller unser Leben verläuft, je mehr Energie dahintersteckt, umso leichter werden Veränderungen möglich sein. Aus Erfahrung wissen wir, dass Richtungsänderungen leichter aus einer Bewegung als vom Stand heraus möglich sind.

- *Wer im Leben stehen geblieben ist, wird sich schwer wieder in Bewegung setzen und noch schwerer seine Richtung verändern!*

Sehr viele Menschen haben irgendwann einen Platz im Leben eingenommen, den sie sich selbst nicht wirklich ausgesucht haben. Ihre Erziehung, die Lebensumstände haben sie auf irgendeinen Platz im Leben gestellt, den sie auf Grund ihrer Trägheit oder ihrer geistigen Unbeweglichkeit auch nicht verändern können oder wollen.

Am Ende meiner Pflichtschulzeit teilte mir mein Vater mit, ich war in der Schule nicht besonders gut, dass ich eine Werkzeugmacherlehre beginnen werde. Er hatte mich einfach, ohne mich zu fragen, in einer Lehrwerkstätte angemeldet, weil er meinte, dass dies das Beste für mich sei. Ich habe meinen Lehrabschluss gemacht, aber bald erkannt, dass dies nicht mein Lebensplatz ist. Seither habe ich mehrfach den Beruf und den Wohnort gewechselt, auf finanzielle Abfertigungen und auf Sicherheit verzichtet. Ich habe den Weg zur Selbstverwirklichung nicht gleich gefunden. Ich bin so manchen Hügel hinaufgestiegen, um festzustellen, dass ich am falschen Weg zur Selbstverwirklichung war. Es ging dann manchmal noch tiefer, als mein ursprünglicher Startpunkt war, hinab. Vielleicht hat gerade diese Erfahrung mir den Weg zum Gipfel des für mich richtigen Berges und damit zu meiner Selbstverwirklichung gezeigt. Ich möchte heute auf keinen Fall die Wanderung durch die Hügellandschaft meines Lebens vermissen.

Vor den meisten Menschen liegt auf dem Weg zur Selbstverwirklichung wahrscheinlich ein langer Weg mit vielen Sackgassen und Hindernissen. Je mehr Sie von negativen Bildern und Glaubensgrundsätzen beeinflusst werden und je weniger Sie auf Ihre Intuition hören, umso schwieriger wird es, den richtigen Weg zu finden. Zuerst sollten Sie sich daher auf den Weg machen, sich selbst zu erkennen, herauszufinden, was Sie wirklich wollen und wo Sie gerade im Leben stehen.
Lernen Sie nein zu sagen, lassen Sie gewisse Dinge nicht mehr zu und verlangen Sie gleichzeitig das, was Ihnen zusteht.

- *Sie haben nur dieses eine Leben. Vergeuden Sie es nicht!*

Entscheiden Sie sich, ob Sie Ihr Leben wirklich in Ihrem Sinne und nur in Ihrem Sinne verändern wollen. Ob Sie dazu bereit sind, alles zu tun, was dafür notwendig ist. Sie dürfen sich von Irrwegen nicht beeinflussen lassen und nach Rückschlägen nicht aufgeben. Jeder Misserfolg macht Sie nicht nur reifer und stärker, Sie grenzen dadurch gleichzeitig auch alle falschen Wege aus. Übrig bleibt ganz gewiss der einzig richtige Weg zur Selbstverwirklichung. Versuchen Sie daher auf keinen Fall, Fehler zu vermeiden, Sie bremsen damit nur Ihr Vorwärtskommen ein.
Es könnte aber auch sein, dass wir etwas wirklich möchten, uns von ganzem Herzen wünschen, etwas zu tun oder etwas zu sein, und nichts unternehmen, um das Ziel auch zu erreichen. Wir können von heimlichen Wün-

schen und Sehnsüchten erfüllt sein, welche wir uns selbst nicht eingestehen wollen oder können. Wir sind auch nicht bereit dazu, sie anderen Menschen mitzuteilen. Es kann sich dabei durchaus um Wünsche und Sehnsüchte handeln, welche für uns die Selbstverwirklichung bedeuten könnten.

- *Wie sehr wir Gedanken und Gefühle auch verdrängen, unser inneres Bewusstsein kennt sie. alle!*

Wir beschäftigen uns immer wieder damit, träumen auch am Tag davon und programmieren so unser inneres Bewusstsein, ohne es selbst wahrzunehmen. Wenn dann unser inneres Bewusstsein durch dieses Beschäftigen entsprechend programmiert wurde, wird es alles tun, damit wir unser Ziel auch erreichen und unsere Wünsche und Sehnsüchte in Erfüllung gehen.

- *Unsere innere Stimme, unsere Intuition wird uns sagen, was wir tun oder verändern sollten, um unser Ziel zu erreichen!*

Wenn wir dann noch immer nicht hinhören und endlich tun, was notwendig ist, unser Ziel zu erreichen, unseren Traum zu verwirklichen, wird das eintreten, was wir so gerne als Schicksal bezeichnen. Das innere Bewusstsein führt uns dann einfach in ein Ereignis hinein, welches wir dem Anschein nach nicht beeinflussen können. Wir erleben dann ein uns schicksalhaft erscheinendes Ereignis, nur um dadurch auf den Weg zu unserem Ziel gebracht zu werden. Wir werden sozusagen von unserem inneren Bewusstsein zu unserem Glück gezwungen.

Er war Unternehmer mit Leib und Seele und hätte sein Unternehmen nie aufgegeben. Anderseits träumte er immer davon, sich künstlerisch zu betätigen. Er hatte durch seine unternehmerische Tätigkeit aber keine Zeit, irgendetwas in diese Richtung zu tun. In so manchen Tag- und Nachtträumen hörte er trotzdem den Applaus seiner Freunde und erlebte, wie es mit seiner künstlerischen Tätigkeit sein würde, wenn er nur genug Zeit hätte.

Nachdem er den Schrecken über den Konkurs seines Unternehmens überwunden hatte, stellte er mit Freuden fest, dass jetzt sein innigster Wunsch, sich als Künstler zu betätigen, in Erfüllung gehen konnte!

Solche Ereignisse können durchaus tragischer Natur und mit Schmerzen verbunden sein. Sie bringen uns aber unumstößlich dorthin, wo wir auf Grund unserer Wünsche und Träume hinmöchten. Es scheint auf jeden Fall so zu sein, dass der stärkere Wunsch ungeachtet aller Konsequenzen Vorrang gegenüber allen anderen Wünschen und unserem jeweiligen Tun hat.

- *Es gibt keine Rezepte, keinen Wegweiser und keine Wanderkarte, welche uns den Weg zur Selbsterkenntnis und zur Selbstverwirklichung zeigen!*

Zur Selbsterkenntnis gehört auch, dass Ihnen bewusst wird, dass niemand die Welt so sieht wie Sie. Wenn Sie sich in Erinnerung rufen, dass es die Wahrheit auf Grund unserer eingeschränkten Wahrnehmung und unserer unterschiedlichen Lebenserfahrung nicht gibt. Wenn Ihnen bewusst ist, dass unsere Lebensbilder und unsere Glaubensgrundsätze sich so unterscheiden wie unsere Fingerabdrücke, dann werden Sie begreifen, dass Sie völlig auf sich alleine gestellt sind auf der Suche nach Ihrer Selbstverwirklichung.

Selbstverwirklichung

Selbstverwirklichung bedeutet, unserem Leben den größtmöglichen Sinn zu geben, der möglich ist. Die wirkliche Erfüllung unseres Lebens zu finden und damit unser Leben bestmöglich zu gestalten. Die Selbstverwirklichung wird damit zum größten Ziel, welches wir Menschen anstreben können. Sich selbst zu verwirklichen bedeutet aber nicht unbedingt, Generaldirektor eines Unternehmens oder Präsident eines Staates zu werden.
Ihre Selbstverwirklichung können Sie zum Beispiel darin finden, anderen Menschen zu helfen, ihr Leben in den Griff zu bekommen und es dadurch in irgendeiner Weise zu verbessern. Die eigene Selbstverwirklichung kann aber auch aus dem Bedürfnis entstehen, etwas Einmaliges, Außergewöhnliches zu leisten. In der künstlerischen Betätigung, mit einem Hobby oder in Ihrer Familie können Sie vielleicht auch Ihre Selbstverwirklichung finden. Mit dem Streben nach Selbstverwirklichung verleihen Sie Ihrem Leben auf jeden Fall erst den Sinn, welches es haben kann.

- *Das Gefühl, sich selbst zu verwirklichen ist wahrscheinlich so vielfältig, wie wir Menschen vielfältig sind.*

Die Selbstverwirklichung kann in der Erreichung eines einmaligen, großen Lebenszieles liegen. Viele wichtige

Errungenschaften in unserer Welt sind Lebensziel und Selbstverwirklichung eines einzelnen Menschen. Selbstverwirklichung kann bedeuten, sein Leben völlig zu verändern oder nur Korrekturen am Platz seines bestehenden Lebens durchzuführen.
Sich selbst zu verwirklichen, wird für manche Menschen bedeuten, dem Leben eine neue Richtung zu geben und dadurch auch eine mehr oder weniger große Veränderung herbeiführen zu müssen. Die Größe der Veränderung ist abhängig davon, wie weit derjenige ursprünglich von seinem neuen Lebensziel entfernt war. Ist die Veränderung entsprechend groß, kann auch das eine oder andere Altgewohnte und Vertraute auf der Strecke bleiben.

- *Sich selbst zu verwirklichen kann bedeuten, seinen bisherigen Lebensweg aufgeben zu müssen!*

Wenn Sie sich entschlossen haben, den Weg zur Selbstverwirklichung zu gehen, dürfen Sie keine Kompromisse eingehen, weil sonst die Gefahr besteht, dass Sie Ihr Ziel nie erreichen. Das bedeutet, dass Sie unter Umständen auf etwas verzichten müssen, dass Sie vertraute Gewohnheiten aufgeben und andere Menschen enttäuschen oder sogar verletzen müssen.

Nachdem er den Schrecken über den Konkurs seines Unternehmens überwunden hatte, stellte er mit Freuden fest, dass jetzt sein innigster Wunsch sich als Künstler zu betätigen, in Erfüllung gehen konnte!

Sie erinnern sich noch, dass sein inneres Bewusstsein ihn durch den Konkurs seiner Firma dazu verholfen hat, sich seinen Lebenstraum zu erfüllen. Dass er dabei sein Haus

und sein ganzes Vermögen verloren hat, störte ihn nicht weiter. Aber es störte seine Frau. Und sie verstand schon gar nicht, wieso er sich nicht einer gewinnbringenderen Tätigkeit zuwandte, anstatt als Hungerkünstler, wie sie es bezeichnete, tätig zu sein.
Wenn er seiner Frau nicht für sie verständlich vermitteln kann, dass er am Weg zu seiner Selbstverwirklichung ist, sie nicht einsieht, ihn nicht abhalten zu können, ohne ihm seinen Lebenstraum zu zerstören, werden sich ihre Wege trennen.

- *Sich selbst zu verwirklichen kann mit Verzicht und Schmerz verbunden sein!*

Sich selbst zu verwirklichen kann aber auch bedeuten, viele Irrwege zu gehen, ein Leben lang zu suchen und trotzdem nicht die wahre Selbstverwirklichung gefunden zu haben. Dieser Fall wird besonders dann eintreten, wenn sich jemand nicht genug Zeit genommen hat, herauszufinden, was er wirklich will. Wenn jemand sich nicht die Mühe gemacht hat, sich selbst genau kennen zu lernen und beim ersten Gedanken, der ihm richtig erschien, gleich losgestürmt ist.
Hinderlich, den Weg zur Selbstverwirklichung zu finden, sind auch jegliche Arten von Belastungen in Form von Schuldzuweisungen, nicht überwundene Ängste und eine eingeschränkte Freiheit.
Wenn Sie sich selbst kennen gelernt haben, was nur möglich ist, wenn Sie frei jeglicher Belastungen sind, dann wissen Sie auch, wo Ihre wahren Talente und Fähigkeiten liegen, was Ihnen am meisten Freude bereitet. Dann erst befinden Sie sich auf dem Weg zur Selbstverwirklichung.

- *Es scheint so zu sein, dass wir gerade das am liebsten tun, was wir am besten können und gleichzeitig anderen Menschen einen Nutzen bringt!*

Jede Art von echter Selbstverwirklichung ist mit einem Nutzen unserer Mitmenschen verbunden. Wenn unser Tun unserer Mitwelt keinen Nutzen bringt oder uns selbst schadet, werden wir auch keine Selbstverwirklichung darin finden. Unser Tun muss also mit unserer menschlichen Natur im Einklang stehen. Wird dieser Einklang außer Acht gelassen, fehlt automatisch der Nutzen.

- *Eine Selbstverwirklichung kann es nicht geben, wenn die geschlechtsspezifischen Merkmale unterdrückt, verleugnet oder ignoriert werden, denn sie sind ein Teil unserer menschlichen Natur!*

Wenn Menschen krampfhaft aus irrationalen Überlegungen heraus versuchen, die Natur zu umgehen, kann es keine Selbstverwirklichung geben, da der Nutzen für die Mitwelt fehlt oder sie sich selbst, wenn auch unbewusst, Schaden zufügen. Die menschliche Natur kann darin keinen Sinn finden, weil geschlechtsspezifische Bedürfnisse zwar unterdrückt, aber nicht abgeschaltet werden können. Wer diese einfache Spielregel nicht beachtet, wird sich ständig auf einem Irrweg befinden. Auf dem Irrweg befindet sich auch, wer seine anderen Bedürfnisse außer Acht lässt.

- *Sich selbst zu verwirklichen ist letztlich davon abhängig, wieweit die darunter liegenden Bedürfnisse erfüllt sind!*

Uns selbst verwirklichen können wir Menschen nur, wenn alle anderen darunter liegenden Bedürfnisse erfüllt sind. Abraham Maslow hat die menschlichen Bedürfnisse in Form einer Pyramide dargestellt. Die Spitze dieser Pyramide ist die Selbstverwirklichung. Ich möchte es bildhaft so formulieren.

- *Die Selbstverwirklichung ist am Gipfel eines hohen Berges zu finden. Die Selbsterkenntnis zeigt Ihnen den Weg zu Ihrem Gipfel!*

Was Sie dann noch brauchen, ist die Entschlossenheit und der feste Wille, den Berg zu besteigen, um den Gipfel auch zu erreichen. Mit dem Wissen um Ihre wahren Fähigkeiten kennen Sie auch Ihr Ziel. Sie wissen jetzt, welchen Berggipfel Sie erklimmen müssen, um sich Ihre Wünsche und Träume zu erfüllen.
Beim Aufstieg zu Ihrem Gipfel müssen Sie aber ständig darauf achten, dass Ihre restlichen Bedürfnisse ebenfalls ihre Erfüllung finden. Vernachlässigen Sie eines Ihrer Bedürfnisse, werden Sie sich sofort verlaufen. Erst wenn Sie dieses Bedürfnis befriedigt haben, können Sie wieder auf den richtigen Weg zurückkehren.
Die Selbstverwirklichung ist die höchste Befriedigung, die höchste Erfüllung, welche wir in unserem Leben erreichen können. Wenn Sie Ihre Selbstverwirklichung gefunden haben, werden Sie mit nichts und niemandem tauschen wollen.
Wenn Sie jetzt meinen, dass es für Sie keinen Weg zur Selbstverwirklichung gibt, dann irren Sie sich gewaltig. Sie müssen nur beginnen, Schritt für Schritt die Verantwortung für Ihr Leben zu übernehmen, indem Sie aufhören, anderen die Schuld zuzuweisen und sich selbst und den anderen etwas vorzuspielen.

Wenn dann noch Ihr Lebensziel mit Ihrem dominierenden Glaubensgrundsatz übereinstimmt und dieser zum Rahmen für alle Ihre anderen Glaubensgrundsätze geworden ist, haben Sie den Weg zur Selbstverwirklichung, zum Gipfel des Berges gefunden. Jetzt brauchen Sie nur noch zweifelsfrei daran zu glauben, dass es so ist, und es wird dann so sein.

Wir Menschen haben nicht ein Leben,
sondern so viele, wie wir wollen.
Wir Menschen haben aber nur eine Zeitspanne,
die mit der Geburt beginnt und mit dem Tod endet!

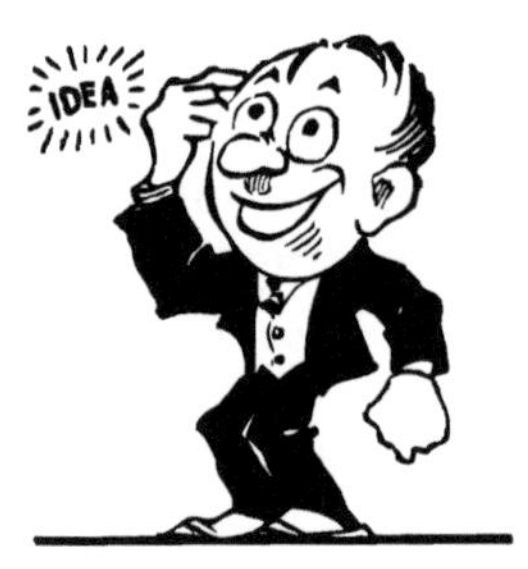